身边小妙方
疼痛跑光光

田贵华◎著

中国盲文出版社

图书在版编目（CIP）数据

身边小妙方　疼痛跑光光：大字版 / 田贵华著. —北京：中国盲文出版社，2015.12

ISBN 978－7－5002－6804－8

Ⅰ.①身…　Ⅱ.①田…　Ⅲ.①疼痛—防治　Ⅳ.①R441.1

中国版本图书馆 CIP 数据核字（2015）第 307646 号

身边小妙方　疼痛跑光光

著　　　者：	田贵华
出版发行：	中国盲文出版社
社　　　址：	北京市西城区太平街甲 6 号
邮政编码：	100050
印　　　刷：	北京汇林印务有限公司
经　　　销：	新华书店
开　　　本：	787×1092　1/16
字　　　数：	125 千字
印　　　张：	14.5
版　　　次：	2015 年 12 月第 1 版　2017 年 3 月第 2 次印刷
书　　　号：	ISBN 978－7－5002－6804－8/R·965
定　　　价：	28.00 元
编辑热线：	（010）83190226
销售服务热线：	（010）83190297　83190289　83190292

目 录

上篇
头部和颈部疼痛跑光光

第三章 缓解颈部疼痛的小妙方

中 篇
躯干疼痛跑光光

第四章 缓解胸部、腹部和臀部疼痛的小妙方

下　篇
四肢疼痛跑光光

上 篇
头部和颈部疼痛跑光光

第一章

缓解头部和面部疼痛的小妙方

● 紧张性头痛怎么办，滴点薄荷川芎汁

● 白萝卜汁滴鼻，让偏头痛不再烦你

● 得了针眼不用怕，金银花来止痛

● 目痛有奇方，双手敷眼解疲劳

● 红眼病眼痛不可怕，菊花眼浴来帮忙

● 捏紧鼻子闭紧嘴，减轻乘飞机时的耳痛、耳鸣

● 热水熏鼻，缓解秋冬鼻痛

● 腮腺肿痛，就用小小芙蓉花

● 三叉神经痛不再犯，穴位按摩很轻松

紧张性头痛怎么办，滴点薄荷川芎汁

● **症 状**

工作压力大导致的紧张性头痛。

● **小妙方**

将薄荷与川芎等量混合熬汁，取少量仰面滴鼻。

紧张性头痛又称"肌收缩性头痛"，是由于头部与颈部肌肉持久的收缩所致。长期工作紧张，姿势不对，头颈部肌肉紧张，痉挛性收缩等均可导致头痛。中医常称之为"头风"，主要病因为风邪上扰，肝郁化火。它是心理与身体共同"紧张"所造成的一种疾病。紧张性头痛多见于伏案工作或长期操作电脑，工作压力比较大的人群。女性患头痛的几率会更高，约占75％。

我一同学的妹妹小丽做文秘工作，整天忙得不可开交。她一直认为年轻人身体好，累点没什么，忙忙碌碌才觉得充实快乐。但使她苦恼的是，每当忙起来的时候，头总是一跳一跳的或像被什么东西牵扯似的疼痛，有时候闲来无事也会头痛。小丽很困惑，她的身体一向很好，以前也没有头痛的毛病，为什么会经常头痛呢？

我告诉她，她患上了在现代白领中颇为常见的一种头痛病，医学上称之为"紧张性头痛"，当工作压力大时最为明显。这是一种常见的"都市病"，发作的时候整个头部及颈部都感到撕扯般疼痛。这种头痛和平时的体质没多大关系，而是一种身体的应激反应。如果患了头痛不加以治疗，就会经常、反复发作，影响整个人的精神状态，进而威胁到身体健康。

小丽有些慌，问我要不要吃止痛药来控制头痛，我告诉她千万不要。因为大部分止痛药都有不良反应，而且还会产生药物依赖。由此，我告诉她一个迅速缓解紧张性头痛的办法：

将薄荷与川芎二者等量熬汁，按照 1∶15 的比例与水混合，仰面滴鼻，每天 2～3 次，一次 5 分钟，头痛就会逐渐缓解。

为什么薄荷和川芎会有这么神奇的功效呢？中医认为，薄荷味辛、性凉，无毒，归肺、肝经，清香升散，既能够疏散风热，又能清肝解郁。而川芎辛香发散，能行气开郁、祛风止痛，很早就被用来治疗头痛等病症，在金代医籍《医学启源》里就有说川芎"补血，治血虚头痛"的记载。少量的川芎挥发油对大脑的活动具有抑制作用，而对呼吸中枢、运动中枢及脊髓反射中枢具有兴奋作用。

这个止痛方法简便易行、见效快，可以说是紧张性头痛患者的必备良方。小丽听了我的话，头痛的时候就滴点薄荷川芎汁，果然很快就止痛了，而且头痛发作的频率也大大减少，最近一个多星期已经没有再犯了。小丽问我，还需要配合使用别的方法治疗吗？我告诉她不用，因为这种紧张性的头痛并不是器质性病变，关键还是要在日常生活中注意调理，才能防止头痛的再次发生。

首先是要进行心理调节，保持心情放松，合理安排好工作与休息的时间。当感到焦虑、紧张、疲倦时，见缝插针地休息或娱乐一下，能有效地帮助你减轻或远离头痛。其次，要注意饮食营养，可多食酸味和甜味的食物，如西红柿、百合、青菜、草莓、橘子等，忌食辛辣、油腻食物。同时，不要给自己过多的压力，不要一天到晚坐在电脑前，要多走出房间，到户外进行锻炼，尽量放松情绪。工作的时候，要端正坐姿，并经常改变姿势，每隔45分钟休息一下，哪怕只是起身在办公室里倒杯水、稍微活动一下也是很好的。

白萝卜汁滴鼻，让偏头痛不再烦你

● 症 状

偏头痛的发作时间通常是白天，头痛的部位大多局限于头部一侧，表现为一跳一跳地疼痛，而且有的患者每次头痛部位会不一样，每次发作一般会持续一段时间，发作时可伴有恶心、呕吐等症状，安静的环境和适当的休息可以缓解头痛。

●小妙方

将白萝卜切成细丝榨汁，患者取坐卧位，头向后仰，然后将3～5滴白萝卜汁滴入鼻孔中，左侧偏头痛滴右鼻孔，右侧偏头痛滴左鼻孔，一天2次，两周为一疗程，一般使用1～2个疗程即可。

偏头痛是临床上一种常见的慢性神经血管性疾患，西医称之为"神经性头痛"。根据头痛发作前有无先兆症状，可将偏头痛分为先兆性偏头痛（即经典型偏头痛）和无先兆性偏头痛（即普通型偏头痛）两种。偏头痛一般在白天发作，会持续一段时间，痛点多为头的一侧，发作时可伴有恶心、呕吐等症状，安静的环境和适当的休息可以缓解头痛。因其具有发病率高且不易根治的特点，给患者的生活造成很大的困扰。

在一次火车旅途中，我偶然结识了邻座的一位阿姨，她听说我是中医大夫后，便向我讲了偏头痛困扰自己多年的烦恼。她说，自己患偏头痛已经有五六年了，去过很多家医院，说是"神经性头痛"，吃了很多药，都没有治根。时间一长，自己都放弃了治疗，疼起来就忍着，忍忍也就过去了。但最近几年，感觉头疼更加严重了，便问我中医有什么妙方没有。

我说，中医治疗偏头痛的妙方可多了，其中我最常推荐的一种是"白萝卜汁滴鼻"法，这个方法简单易行，而且历史悠久，在中医药经典《本草备要》一书中，就有"王荆公患偏头痛，捣莱菔汁，仰卧，左痛注右鼻，右痛注左鼻，或两鼻齐注，数十年患，二注而愈"的记载，其中提到的"莱菔汁"就是白萝卜汁。

白萝卜汁，味辛甘、性凉，内含天然芥子油，入药有消炎、疏气、化瘀、止痛之效。滴入鼻腔后，白萝卜汁可以通过鼻黏膜被人体迅速吸收，改善脑部血液循环，缓解头部因气滞血瘀而引起的头痛症状。

具体做法：取白萝卜一块，洗净、去皮、切碎后，用洁净纱布包紧，将汁液挤出备用。然后让患者取坐卧位，头向后仰，将白萝卜汁分数次滴入鼻孔中，如左侧头痛，就滴右侧鼻孔；如右侧头痛，就滴左侧鼻孔。每天2次，每次滴入3～5滴，坚持一周左右即可见效。为了巩固治疗效果，可以两周为一疗程，使用1～2个疗程，即可减少偏头痛的发作频率。

特别需要提醒的是：在自己制取白萝卜汁时，要注意卫生，避免因白萝卜汁不干净而引起鼻腔、鼻窦感染，鼻腔里有破损或溃疡时勿用此法。如果手头没有制作白萝卜汁的工具，还可将白萝卜皮剪碎，贴在患者头部两侧的太阳穴处，也有一定疗效。

听了我的话后，阿姨非常高兴，表示要马上回去试一试，并要了我的联系方式。几个星期后，我接到她打来的电话。她说自己回家后就立刻去市场买了新鲜白萝卜，做成萝卜汁进行滴鼻，刚用上没几分钟，头痛程度就明显减轻了。她一直坚持了两个星期，想不到困扰多年的偏头痛竟然再也没犯过！她也终于过上了"无病一身轻"的快乐生活。高兴之余，她还把这个方法介绍给其他亲朋好友，都起到了很好的疗效，所以特地向我表示感谢。

医生最大的幸福就是听到病人康复的消息，我也为她感到高兴，但是我也提醒她，引起头部疼痛的原因有很多，这个方法并不适用于所有头痛。并且，如果治疗效果不明显，要及时去医院查明病因，再进行针对性治疗，以免病情加重。

得了针眼不用怕，金银花来止痛

●症 状

眼睑局限性红肿、疼痛，局部有小硬结，并有压痛。严重时整个眼睑红肿，患侧耳前淋巴结肿大、有压痛。

●小妙方 1

用水煎金银花，然后去渣，用毛巾浸湿后热敷在患处即可。

●小妙方 2

将白菊花用第一次水煎的药汁内服，用第二次水煎的药汁外敷，早晚各一次。

在我们的生活中，很多人都得过针眼。针眼就是在眼睑上长个硬结，红红的，有微微的疼痛感，在医学上叫做睑腺炎，又称为麦粒肿，是指化脓性细菌侵犯眼睑腺体而引起的一种急性炎症。具体症状是：眼睑局限性红肿、疼痛，局部有小硬结，并有压痛。严重时整个眼睑红肿，患侧耳前淋巴结肿大、压痛。

我有个外甥女，在出版社做编辑，每天都很忙，经常加班，而且还整天对着电脑。有一次，她来我家玩，我看她眼睛有点红肿，就问她眼睛怎么了，她说长针眼了，还说没什么事，过几天就好了，以前也得过，几天就消了。很多人说做医生的喜欢夸大病情，或许吧，我急着跟她说："孩子，针眼病虽小，但是如果化脓了，感染了眼睛的其他部位就不得了啦！"她有点诧异地看着我，说："那您给我开点药吧，吃点药赶紧治好。"

我让她去药店买一些金银花回来，每天取 30 克左右用水煎煮，然后去渣，将毛巾在金银花水中浸泡，浸湿后敷在患处，敷一会儿把水挤出再浸泡，再敷。如此反复，每天坚持做一两次，对于她这种针眼初期患者十分有效。

金银花为什么可以治疗针眼呢？金银花虽然不是什么名贵花卉，但是它的药用价值却是相当高的，被誉为"药铺小神仙"，是享誉世界的养生保健名花。

古代医学认为，金银花性寒、味甘，不仅可以疏风散热，还可以清热解毒。现代医学认为，金银花可以杀菌、消炎，对痈肿疔疮、肠痈、肺痈有较强的散痈消肿功能，对链球菌、葡萄球菌等都有抑制作用，针眼其实就是热毒，特别适合使用金银花来治疗。外甥女回家后就按照我的方法去做，3天后针眼就好了。

其实，得了针眼，不仅可以用这个方子，你还可以用水煎白菊花来喝，第一次煎的水内服，第二次煎的水外敷，每天早晚各一次，坚持几天，针眼也会明显好转。中医认为白菊花味甘苦，性微寒，入肝经和肺经，可以疏风散热、平肝明目、解毒降压，主治风热感冒、头痛眩晕、目赤肿痛、眼目昏花等疾病。本方通过内服外敷的方式，可以更好地治疗针眼，尤其适合那些病症已经较为严重、体内热毒较盛的患者。

其实对于天天对着电脑工作的白领们，就应该多喝一些菊花茶，因为电脑可是"吸血鬼"，它会把你的气血都"吸"跑了，你的脸色变得越来越暗黄，你的眼睛越来越没神。那该怎么办呢？你得养肝，因为肝是藏血的脏器，肝养好了，血气自然就上去了，眼睛自然也明亮了，所以就要和菊花打交道。

至于怎么冲泡菊花茶，那最简单不过了，取几朵菊花和枸杞放在杯子里，然后冲上温开水就可以了。如果你觉得味道太淡了，可以放几颗冰糖，冰糖也具有降火的作用，是个不错的选择。在选择菊花泡茶的时候，可以买黄山贡菊，这种菊花比较常见，花朵是白色的，蒂是绿色的，其清肝明目的效果在菊花中比较好。

目痛有奇方，双手敷眼解疲劳

●症　状

因用眼过度而使双眼出现酸涩、刺痛、牵拉痛、压痛、胀痛的感觉。

●小妙方

端正坐姿，掌心相对，将双手用力摩擦，使掌心发热。闭住双眼，将发热的双手掌心轻贴于眼上，也可将双手同时向内轻轻旋转，按摩眼部。

眼睛，既是人心灵的"窗户"，也是人身体上最容易受到外界刺激的身体器官，因其痛觉灵敏，任何微小伤害刺激到眼部神经，都会引起疼痛，使双眼出现酸涩、刺痛、牵拉痛、压痛和胀痛的感觉，严重的还会伴有视力下降，看东西模糊不清，自觉眼前黑影飘动，犹如蚊蝇飞舞，头痛、头重、肩膀僵硬等症状。

很多在电脑前工作的人经常抱怨自己"眼睛痛"、"眼睛干燥"，但从来没有当一回事儿。其实，当这种感觉出现的时候，你的眼部肌肉就已经过劳了。眼疲劳可分为调节性眼睛疲劳、肌性眼睛疲劳和神经性眼睛疲劳三种，除了神经性眼睛疲劳外，其他两种都可能导致近视、散光或左右眼度数不同的老花眼等，严重的还会引起眼部的其他病变，造成失明。

小米是个高三学生，最近几天总感觉眼睛酸涩、干燥、怕光，闭上眼睛感觉眼眶发胀，眼球隐隐作痛，刚开始的时候不以为然，做做眼保健操就过去了，但是疼痛并没有缓解，持续了3天，后来眼睛都肿了，还出现了头痛的症状。小米的妈妈吓坏了，赶紧带他到医院来找我。

一番检查下来，并没有发现他的眼睛有什么器质性病变，我们都很不解，这时小米说，自己在晚上经常躺着用手机上网看小说，会不会是这导致双眼过度疲劳？我告诉他这就是问题的"病根儿"，小米感到的那些不舒服症状其实都是眼睛的一种自我保护信号，意在提醒身体，自己已经受了严重的伤害，需要保护，如果不及时注意，便会造成视力的进一步损伤，病情就严重了。

幸亏小米发现得比较及时，没有给眼睛造成更严重的伤害。除了提醒他要正确用眼之外，为了不耽误学习，我还教给他一套简单的"双手敷眼操"，长期坚持，可有效预防近视，缓解眼疲劳。

"双手敷眼操"的具体做法是：首先，找一个安静的环境，挺直腰背，让自己保持一个端正的坐姿，心情放松，深呼吸。然后，将两个掌心相对，双手用力摩擦，至掌心发热。与此同时，闭上双眼，将发热的双手掌心轻贴于眼上，也可将双手同时向内轻轻旋转，按摩眼部。这样反复多次，直到双眼感到舒适为止。

在按摩的过程中，每个动作尽量慢慢地做，双手按压眼球力量不可过大，尽量让每个步骤的动作和呼吸配合得当，每天早晚各做一次。还可达到舒缓身心、缓解压力的效果。这套"双手敷眼操"简单有效，经常伏案工作或者使用电脑的人都可以利用这个方法为眼睛随时随地注入新鲜能量。

同时，我告诉小米的妈妈，高三学生用眼多、压力大，为了预防目痛再次发生，平时要让孩子注意以下几点：

1. 学习时保持正确的坐姿，书本与眼睛之间的标准距离为30厘米，座椅高度与孩子身高相对合适。

2. 保持充足的睡眠，切忌熬夜。

3. 看书的时候保持环境光线充足，书桌台灯以 40～60W 为宜，日光灯以 20W 为宜。

4. 经常眺望远处的绿树，使眼睛有远看的机会。

5. 无论是看书、玩电脑还是看手机，都不要持续时间过长，每隔半小时或 1 小时休息片刻。

6. 多吃养眼食物，补充维生素 A 和胡萝卜素（肝脏、蛋黄、全脂牛奶、各种深绿色叶菜、橙黄色蔬菜和水果）；B 族维生素（鸡蛋黄、牛奶、动物内脏、瘦肉、豆类、粗粮、全麦食品等）；钙和锌等矿物质（牛奶、豆腐、贝类、鱼类、黑芝麻、核桃等）。

此外，还有一个小偏方，就是用我们喝茶或喝热水时的水蒸气来熏眼睛，千万别小瞧这个简单的方法，没事的时候熏熏眼，可以很好地缓解眼睛的不适，但一定注意水的温度和熏蒸时的距离，避免灼伤。

就这样坚持了一段时间，小米眼睛疼痛不适的症状果然消失了，连小米的爸爸都说，自己的眼睛也跟着沾光变好了。不过，值得注意的是，引起眼睛痛的原因有很多，如果在采取这些措施后，目痛症状仍然得不到缓解，一定要及时到医院就诊，以免耽误治疗。另外，用菊花泡水喝，也可有效保护眼睛，预防近视，有效缓解视疲劳，预防白内障、干眼症等眼部疾病。

红眼病眼痛不可怕，菊花眼浴来帮忙

●症　状

多为双眼发病，患者眼睛出现烧灼感，随后出现畏光、眼红、眼痛、眼皮红肿、眼内分泌物增多等症状。严重时可伴有头痛、发热、疲劳、耳前淋巴结肿大等症状。

●小妙方

取野菊花100克，新鲜的最好，如果没有，也可用干菊花代替。拿来煮水或开水泡5～10分钟，稍冷却后服用一碗，待剩下的野菊花水冷却后，用野菊花水冲洗眼睛。

几天前，我在电视上看到一则新闻，因为夏季暑热，很多人去游泳健身，结果回来后发现双眼红红的，伴有异物感，像进了沙子一样磨得痛，并出现双眼红肿、发烫、畏光、发痒、双眼分泌物增多等症状，早上起床的时候眼皮常常被分泌物黏住，不易睁开。严重时还会出现头痛、发热、耳前淋巴结肿大等症状，这就是我们常说的"红眼病"，医学上称之为"急性结膜炎"。

一般来说，"红眼病"包括急性卡他性结膜炎、流行性出血性结膜炎、流行性角结膜炎等，其中以急性卡他性结膜炎，也就是细菌感染最为多见，通常在春、夏季节最易流行。民间有这样的说法，只要和红眼患者"对看一眼"，自己就会得红眼病，这种说法是没有科学依据的。"红眼病"的传染方式主要是接触传染，凡是患者所使用过的物品都沾有病原体，如果健康人不小心接触了这些物品后，再去揉眼睛，就会被传染。如果红眼病患者去公共游泳池游泳，也会将病毒传给他人，造成交叉感染。

另外，除了接触患者所使用过的东西外，长时间紧张用眼，粉尘、烟雾和其他类型的空气污染，太阳对眼睛所造成的强烈的光感刺激，都会使眼睛自身免疫力降低，增加患红眼病的风险。中医认为，红眼病是由于外感风热邪毒所致，应该驱风散邪，因此，我给大家推荐一个辅助治疗红眼病的药物——"野菊花"。

野菊花又名苦薏、野山菊，为菊科植物，是一味清热解毒的中药，其本身含有丰富的黄酮类化合物，具有抗菌、抗病毒的作用。在很多医院里，治疗红眼病，也会将野菊花水用超声雾化机雾化后，喷入患者眼中进行治疗。一般家里没有这种设备，自己动手将野菊花煎水擦洗也能起到同样的效果。

使用方法：取野菊花 50 克，新鲜的最好，如果没有，也可用干菊花代替。拿来煮水或开水泡 5～10 分钟，稍冷却后服用一碗，再等剩下的野菊花水冷却后用来冲洗眼睛，使药液渗进眼皮内侧，让眼睛接触到野菊花水，并冲洗干净眼睛里的分泌物。这样冲洗 5 分钟左右，让药水长时间保留在眼睛里。每天冲洗 2~3 次，一般当天就会见效，坚持几天，便可痊愈。如果患者怕水，可趁热用野菊花水的热气熏眼 10~15 分钟，也同样有效。

不管红眼病是细菌感染还是病毒感染，都可采用这种"眼浴"方法。这种方法除了可以治疗红眼病外，还可治疗针眼（又称麦粒肿，是眼睑腺感染细菌后引起的化脓性炎症）。

在治疗的过程中，红眼病患者还要在饮食上更加注意，要以疏风、清热、解毒的食物为主，如冬瓜、苦瓜、绿豆、荸荠、香蕉、西瓜等，不要吃葱、韭菜、大蒜、辣椒、羊肉、狗肉等辛辣刺激性食物和带鱼、鲤鱼、虾、蟹等发物，以免加重病情。为避免重复感染，患者在生活中还要搞好个人卫生，勤洗手、勤洗脸，不用手或衣服揉眼睛；患者所用的毛巾、手帕、脸盆、眼镜等物品，要及时消毒并与健康人的分开；患者出门可以佩戴太阳眼镜，避免强光及风沙的刺激；患病期间不能佩戴隐形眼镜和假睫毛；眼部不能化妆。如果家中有宠物，要按时给宠物洗澡消毒。

即使没有患红眼病，在平时的生活中，我们也要养成健康的卫生习惯。一旦与病人或病人接触过的物品接触后，须立即洗手、消毒。不与他人共用毛巾、手帕等私人物品，不用脏手擦眼睛。在红眼病流行期间，尽量少去或不去游泳池、浴室、理发店、旅馆等公共场所。在游泳前后滴1～2滴抗生素眼药水，也可以有效预防红眼病。

捏紧鼻子闭紧嘴，减轻乘飞机时的耳痛、耳鸣

● 症 状

乘坐飞机时耳朵出现堵塞感、耳鸣、耳痛、听力下降、眩晕等不适。

● 小妙方

在飞机降落时，深吸一口气，并用手指紧紧捏住鼻孔，闭紧嘴巴，用力把这口气在口、鼻、耳处向外顶住。

飞机是人类的伟大发明，把人们日常交通的速度提升了。但是与任何发明一样，飞机虽然节省了人们出行的时间，给人们带来了方便，却也为人类的健康增添了新的烦恼。人们在乘坐飞机的过程中，有时难免出现耳朵异样的症状，如耳鸣、耳痛、双耳堵塞感等，尤其在飞机起飞和降落的时候，这种感觉会更重。这其实就是气压变化带给耳朵的影响。

在乘坐飞机的时候，人体感受到的最大变化就是大气

压的变化。因为随着海拔高度的增加，大气压力逐渐降低。飞机在升降时，如果人的耳咽管的调节功能正常，再加上人主动的通气动作，耳内鼓膜内外的气压就能够达到平衡，这时就算出现耳胀的感觉或者轻微的听力障碍也是正常的，不至于真的伤害到听力器官。如果听力器官本身有病变，或者不能很好地去适应气压变化，鼓室内就会因为内外压强不平衡而形成相对的负压状态，从而造成鼓膜内陷，外界气体无法进入鼓室并引发航空性中耳炎。

航空性中耳炎的治疗原则是主动通过调节气息来帮助耳内鼓膜内外气压取得平衡，避免气压骤变对听力器官造成损害。

在飞机迅速升降时，外界气压变化明显，内耳组织无法迅速做出反应，最容易引起耳痛，我们一般通过打哈欠、咀嚼、吞咽等动作就可以缓解或消除这些不良症状。咀嚼、吞咽是最常规的预防办法。因为通过咀嚼糖果或者口香糖就会使咽鼓管张开，有助于耳朵局部的肌肉运动，使咽鼓管内的压力及早做出调整。如果感觉症状仍得不到改善，那么此时最宜通过"捏鼻闭口鼓气法"来主动调节耳鼓室内外的气压。

操作办法是：深吸一口气，同时用两根手指捏紧鼻孔，并紧闭嘴巴，用力把这口气在口、鼻、耳处向外顶住，把鼓膜鼓起。一次不行，可以多试几次，从而人为增加人体内的气压，以对抗或者说平衡掉外界气压的变化，消除耳鸣、耳痛等症状。运用此方法时要注意，捏紧鼻孔的手指一定不要松开，嘴巴也一定不要张开，更不要把闭塞的空气如"咽下去"一样，向下转移到肺里。

有几种人乘坐飞机时更容易出现耳痛等症状，如果疼痛实在剧烈，应引起高度注意，或者考虑避免乘坐飞机。

1. 患有鼻炎、鼻窦炎等鼻腔疾病的人。因其咽鼓管较健康人更容易被堵塞，所以会感受到气压变化带来的耳部的剧烈疼痛。

2. 正在感冒或患有其他呼吸道疾病的人。因为感冒往往伴有鼻塞，此时若乘坐飞机，咽鼓管也易被堵塞而产生较剧烈的疼痛。

3. 青少年。因为他们的咽鼓管还没有发育成熟。

4. 曾经患有航空性中耳炎的人。因为自身的体质原因，再次乘坐飞机时复发几率较大。

除此之外，建议您在飞机降落的时候不要昏睡，也不要做其他需要集中注意力的事情，这时候最需专注的，就是不断采用吞咽法，或者是"捏鼻闭口鼓气法"来保护自己的双耳。如果担心自己忘了，也不妨带上一副飞行减压耳塞，对缓解耳鸣、耳痛等症状有一定的效果。

热水熏鼻，缓解秋冬鼻痛

● **症　状**

秋冬季节，因鼻干、鼻出血、鼻黏膜受损等原因引起的鼻子发炎、疼痛。

● **小妙方**

倒一杯热水，放于鼻腔下方，通过鼻子和嘴巴交替吸气、呼气的方法，使呼吸由浅至深，让温热的水蒸气进入鼻腔，这样保持呼吸10分钟左右。

每年进入秋冬季节，就到了耳鼻喉科医生最忙的时候，因为鼻子疼痛不适来医院看病的人数都比平时增多了好几成。很多人到了这个季节，都会有这种感觉：早上起来觉得鼻子特别干，鼻腔隐隐作痛，外出不到半天的时间，鼻子就堵得难受，连呼吸都不顺畅。如果用手将分泌物抠出来，鼻子反而更痛，有时还会在鼻腔里隆起一个小包，疼得连吃饭、洗脸都要小心翼翼，觉得自己"上火"了。

出现鼻子疼痛的症状，可能有以下几种原因，一是鼻黏膜微小血管损伤；二是鼻窦炎、鼻炎等鼻部疾病；三是毛囊炎。而我们在秋冬季节感到的鼻干、鼻痛则多是干燥性鼻炎或鼻前庭炎的症状，可以根据疼痛的具体位置加以判断：如果是手指不能触及的鼻腔后段疼痛，大多是干燥性鼻炎；如果是手指可以触及的"鼻孔"内侧疼痛，则多半是鼻前庭炎。

鼻子之所以在秋冬会变得异常脆弱，是因为秋冬天气干燥，空气湿度小，加上一天之内温度变化较大，人体鼻腔内的毛细血管为了适应外部气温忽冷忽热的变化，一会儿舒张，一会儿收缩，使鼻腔黏膜变得脆弱干燥。

鼻腔在正常情况下是温暖湿润的，当冷空气进入鼻腔，鼻腔内的血管会给空气补水补暖，再进入呼吸道和肺内。但到了冬天，随着空气中温度和湿度下降，人体内血液循环减弱，加上秋季风沙大，外界的粉尘颗粒在鼻毛的作用下积聚在鼻腔内，形成鼻痂，如果一不小心抠破了，就会引起鼻黏膜血管损伤，造成出血，引发炎症。如果对此不加重视，鼻内炎症就可能转化为鼻黏膜糜烂或溃疡，严重者甚至有鼻中隔穿孔的危险。

为了避免这种"小病不治变大病"的结果，我教大家一种非常简单的"热水熏鼻"法，治疗秋冬鼻痛非常有效。

具体方法：倒一杯热水，放于鼻腔下方，通过鼻子和嘴巴交替吸气、呼气的方法，让杯内热水蒸腾出的水蒸气进入鼻孔内部。这样保持呼吸10分钟左右，使水蒸气充分散布到鼻腔深处的皮肤，使鼻腔内黏膜恢复湿润状态，摆脱缺水、干燥症状，同时还可扩张鼻腔毛细血管，改善鼻腔内血液循环。在热水熏鼻的过程中，如果水温过高，要特别注意呼气、吸气的力度，使呼吸由浅至深，避免鼻腔因一瞬间吸入温度过高的热气而伤到鼻子。如果在热水中加入庆大霉素，消炎效果会更加明显。

这个治疗方法取材方便、操作简单，对鼻子没有任何副作用，效果也非常显著。法国的一位医生曾经做过一次实验，他用特制的医疗器械将42℃的水蒸气送入人鼻腔内，连续2～3次，每次30分钟，使鼻腔内温度升高。结果发现，这种方法不仅补充了鼻腔水分，还可有效杀死鼻腔内绝大部分病毒和细菌，起到防御作用。

除了"热水熏鼻"法，我们还可通过在鼻腔内滴入1～2滴偏油性物质，如薄荷油滴鼻剂，缓解鼻腔内干燥环境，或用棉签蘸生理盐水清洗鼻腔内部，都可以有效缓解秋季鼻痛症状。

与此同时，还要注意改善周围的工作和生活环境，避免长时间待在干燥、多风沙、多灰尘的环境中，饮食上要多吃富含维生素的蔬菜水果，如白萝卜、西红柿、莲藕、银耳、鸭梨等，少吃辛辣、煎炸等刺激性食物，戒烟酒。即使在平时感到鼻子不舒服，也不要用手用力抠，可在早上起床后，用双手食指的指腹在鼻梁两侧上下摩擦，促进鼻腔内血液循环，提高鼻子的防寒能力。年轻人还可尝试用冷水洗脸，增强鼻子对冷空气的适应能力。如此一来，鼻子便可安然度过秋冬了。

腮腺肿痛，就用小小芙蓉花

●症　状
脖子和脸部肿胀、疼痛。

●小妙方1
将适量的芙蓉花和夏枯草研磨成细末，然后再用鸡蛋清调成糊状，敷在肿痛的部位，每天3～4次。

●小妙方2
将仙人掌和芙蓉叶一起捣烂敷在患处，每天3～4次。

腮腺炎其实就是我们平时所说的"痄腮"，得过腮腺炎的人应该都知道，腮腺炎是一种很让人痛苦的疾病，一般都是在青少年时期发病。得了腮腺炎，脸部和脖子都会肿胀起来，表面发热疼痛，张口或者吃东西时疼得更加严重。得了腮腺炎并不可怕，可怕的是它可能会引发各种并发症，比如在儿童患者中容易引发无菌性脑膜炎，而在成人患者中则可能会引发卵巢炎、睾丸炎、胰腺炎等。

所以得了腮腺炎不能坐视不管，那要怎么治疗呢？在中医疗法中，治疗腮腺炎最重要的就是清热解毒、散结消肿，此时可以用芙蓉花。中医认为，芙蓉花和叶子均可入药，味微辛，性凉，入心经、肝经和肺经，具有消肿解毒、散瘀止血的作用，可以治疗大小痈疽、肿毒恶疮。

正如李时珍所说，"其方治一切痈疽发背，乳痈恶疮，不拘脓已成未成，已穿未穿，并用芙蓉，或根，或花，或生研，或干研末，以蜜调涂于肿块四周，中间留头，干则频换，初起者，即觉清凉，痛止肿消已成者，即脓聚毒出已穿者，即脓出易敛。妙不可言"。清代著名医学家黄元御在《玉楸药解》中说，"木芙蓉，清利消散、善败肿毒，一切疮疡，大有捷效，涂饮俱善"。说了这么多芙蓉花的作用，那么到底怎么用呢？

治疗腮腺炎的方法是：将适量的芙蓉花和夏枯草研成细末。然后再用鸡蛋清调成糊状，敷在肿痛的部位，每天3～4次。为什么要用到夏枯草？因为夏枯草也具有清火、止痛、散结、消肿之功效。两者搭配使用，可以更好地发挥药效。治疗腮腺炎，用家里的仙人掌也可以，因为仙人掌汁液有散瘀解毒、消肿止痛、清热透表的功效，将仙人掌和芙蓉叶一起捣烂，然后敷在患处，也可起到很好的治疗作用。

去年我回老家，看到邻居家一个女孩儿的脖子和下半边脸都肿了，皮肤肿得发亮，我问她疼吗，她说很疼，晚上都睡不好觉，也吃药了，可是效果不怎么好。于是，我告诉她妈妈用芙蓉花给孩子治疗腮腺炎的方子，她妈妈说，已经给孩子吃药、打针了，可就是消不下去，孩子不舒服，大人也跟着难受，她要试试我教她的方法。过了一周，女孩儿的妈妈给我打电话说孩子的痄腮真的消了很多。看到孩子好了，我心里也替她们高兴。

三叉神经痛不再犯，穴位按摩很轻松

●症　状

面部突发性疼痛，多为一侧，发病时疼痛剧烈，严重时伴有抽搐、流泪、流口水、面部潮红、结膜充血变红等症状。

●小妙方

按压头部的头维穴和听宫穴，均匀呼吸，在吐尽空气的同时，用双手的拇指指腹强压穴位，每秒钟按压 1 次，反复 20 次，可明显缓解。

俗话说，人吃五谷杂粮，没有不生病的，生活中难免遇到这儿痛那儿痛的毛病，影响生活质量。三叉神经痛就是其中很常见的一种，这是怎么回事儿呢？

在人的面部分布有三叉神经和面部神经，其中三叉神经是人感知冷热、疼痛的感觉神经系统，一旦受到侵袭，人就会感到脸部有被割样或针扎样疼痛；而面部神经是支配脸部运动的，一旦损伤，除了出现难以忍受的疼痛，还会伴有脸部痉挛所导致的不自然表情。虽然脸部的痉挛和疼痛不会危及生命，可一旦发作，疼痛难忍并影响形象，会使患者感到非常痛苦。其中尤以三叉神经痛发病率最高，是面部疼痛的主要元凶。

三叉神经的疼痛部位有 3 个分支，第一支支配前额，第二支支配眼眶下方的面部，第三支支配下颌。疼痛经常从三叉神经的一个分支开始，逐渐扩散：如果起于第一支，发痛部位为前额、上眼睑、眼球及鼻部；如果起于第二支，发痛部位为上嘴唇、下眼睑、鼻翼、上颌、上牙及牙龈；如果起于第三支，发痛部位为下嘴唇、耳前、颏部（下巴）、下牙及其对应的牙龈与舌的区域。少数病例可出现疼痛蔓延至 3 个分支。发病时疼痛剧烈，出现闪电样、刀割样、烧灼样等剧烈疼痛，严重者还会伴有面部抽搐、流泪、流口水、面部潮红、结膜充血变红等并发症，因其多为骤然发病，无任何先兆，可持续几年或数十年不愈，易使患者出现恐惧心理。

敏敏今年 26 岁，在北京一家大型传媒公司工作，平时工作压力大，加班熬夜是家常便饭，但仰仗着自己年轻，从来不注意身体的调养。她一周前来就诊，说自己最近总是一侧脸部抽筋，发作前毫无征兆，但发作起来疼痛难忍，一般自己按压疼痛部位或者揉搓面部后，持续几秒或几分钟便会消退，可下次又会突然复发，即便平时不痛的时候也觉得脸部发僵，感觉不自在，严重影响了她的工作和生活，她很害怕自己得了面瘫，连进食、喝水都如履薄冰。

经过确诊，敏敏是患了三叉神经痛，这种又称为"天下第一痛"的病多见于中老年人，尤以女性居多，但由于现在人饮食不规律，生活压力较大，很多老年病都出现在年轻人身上，正如发生在年轻的敏敏身上的一样。由于敏敏病情还较轻，我便教给她一套"穴位止痛法"让她试着去缓解病情。

具体做法是：按压头部的头维穴和听宫穴，其中头维穴主治脸部痉挛、疼痛等面部疾病。听宫穴主治耳鸣、三叉神经痛、头痛、头昏目眩等病症。

取穴方法：头维穴在头侧部发际里，位于额角发际线上 0.5 寸，头正中线旁开 4.5 寸之处（嘴张合时此处肌肉也会动）。听宫穴位于耳屏前，与耳垂平行的缺口凹陷处。取穴时，患者尽量保持正坐、仰靠或仰卧的姿势。

找准穴位后，保持自身呼吸平稳，使紧张的肌肉放松，在吐尽空气同时，用手指指腹强压穴位，每秒钟按压 1 次，反复 20 次。两个穴位可同时按压，在指压的同时，若张口喊"啊"，借声音使鼻眼震动，效果更佳。

除了按压穴位之外，我还告诉敏敏，要在饮食上注意调养，平时饮食以清淡为主，少食多餐，多吃高蛋白的流食，如牛奶冲藕粉、牛奶冲蛋花等半流质、有饱腹感的食物。还要及时补充钙和 B 族维生素，像我们平时吃的排骨、深绿色蔬菜、蛋黄、海带、芝麻、胡萝卜、西瓜、奶制品等，都能促进脸部肌肉和神经功能恢复。不能以"工作忙"、"没时间"为由胡乱打发。如果坚持这样做，病情还是没有减轻，要及时来医院复查。一个月过去了，敏敏果然没有再来医院，想必困扰她多时的面部疼痛有所好转了。

第二章

缓解口腔和咽喉疼痛的小妙方

- ●土豆和蛋清，咽喉肿痛的克星
- ●舌根做运动，咽炎疼痛不复发
- ●扁桃体发炎肿痛，试试耳穴按摩
- ●绿豆蛋花水，嘴角疼痛要靠它
- ●口疮疼痛好烦恼，萝卜鲜藕汁漱口好
- ●花椒加陈醋，牙痛或许管点用
- ●舌疮疼痛怎么办，喝点清心翠衣茶

土豆和蛋清，咽喉肿痛的克星

●症　状

咽喉肿痛、声音沙哑。

●小妙方 1

食用或含漱鸡蛋清。

●小妙方 2

用盐水漱口。

在日常生活中，引起咽喉肿痛、声音沙哑的原因有很多，风热感冒、扁桃体炎、咽喉炎、用嗓过度等都有可能引起咽喉部的不适。因为在我们的咽部、扁桃体内平常就存在着不少细菌、病毒，相当于中医所讲的"邪气"，只是一般情况下由于人体的正气充足，邪气就成不了气候，但当人长期熬夜、劳累或紧张的时候，人体免疫力就会下降，引起咽喉炎、扁桃体炎等。

如果咽喉痛得特别厉害，伴有高烧、吞咽困难，或者疼痛时间持续特别久，超过 3 周以上，那么就可能不只是单纯感冒或炎症而已了，这时就得足够重视，到医院去诊治。若只是感冒或扁桃体炎等引起的咽喉小毛病，我们可以通过一些小妙方来自己解决。

　　周小姐是一家大型公司的培训专员，最近公司招聘了一批新员工，她每天忙着为他们进行入职培训，要说很多话，有时候一整天忙得水都顾不上喝一口。几天下来，她感觉嗓子有些干涩发痒，但没有特别在意。直到有一天早上起来，她突然发现咽喉痛得厉害，声音也嘶哑了，几乎说不出话来。为了能尽快恢复，不耽误工作进度，她来到医院，想问问有没有什么解决的办法。

　　我仔细检查了周小姐的咽喉部位，发现她的咽喉部有些轻微红肿，便向她推荐了一个妙方——用蛋清沫治疗咽喉痛。

　　具体方法是：将一勺绿茶，加入500毫升水煮沸，再用小火继续煮10分钟后关火。然后拿一个鸡蛋，取出蛋清，加点冰糖，用筷子快速搅拌成泡沫状，将煮沸的茶水冲入蛋白沫中，在临睡前趁热喝完，蛋白沫要全部吃下。因为鸡蛋清沫会一直在喉咙处滋润，第二天清晨，喉咙疼痛干燥的症状就会得到明显改善。白天的话，可以将这个方法简化，不用煮茶水，直接将蛋清加冰糖搅拌成泡沫备用。当喉咙不舒服的时候，含上一口，慢慢吞咽，对止咳润喉非常有效。

　　此外，也可以配合用一些中药，如金银花、板蓝根、牛蒡子，直接代茶饮用，这些中药都能起到清热解毒、利咽消肿的功效。

中医认为，蛋清性微寒，味甘，有润肺利咽、清热解毒的功效。《本经逢原》称其能"治少阴病，咽中伤生疮，不能言语，声不出者"。现代医学认为，鸡蛋清富含蛋白质和人体必需的 8 种氨基酸以及少量醋酸，能起到杀菌、消炎、增强免疫力的作用，还能促进唾液的分泌，起到滋润咽喉的作用。茶水也有一定的消毒杀菌的作用，对咽喉肿痛有辅助治疗效果。而冰糖性平，味甘，具有润肺、止咳、化痰和降火的作用，还能调和蛋清的味道，让它更容易咽下。周小姐当天回家就试了这个方子，第二天醒来感觉就好些了，连续用了 3 天，咽喉的问题果然解决了，又能回到工作岗位继续培训新员工，她高兴极了。

蛋清虽然对咽喉肿痛疗效极佳，但是有些人会不喜欢蛋清的腥味，还有少数人，尤其是小孩子对鸡蛋过敏，不用担心，这里我再告诉大家一个用浓盐水漱口的办法。

具体方法是：先准备一点浓盐水和几根棉签，然后仰头张嘴，请旁人或自己用蘸了浓盐水的棉签，伸到舌头根部轻轻地点几下；接着闭上嘴巴，慢慢地吞咽让盐水慢慢地往下流，咽喉部感到咸味，就会受刺激产生口水，再慢慢地咽下去。

使用这个方法不用太频繁，一天 3～5 次就够了，这个浓盐水的浓度没有具体要求，一般感觉咸得有点发苦就差不多了。如果你还嫌麻烦的话，也可以采用浓盐水漱口的方法，先用热水泡一杯浓盐水，等水温接近体温时，就开始漱口腔、咽喉大概 20 秒，然后吐掉。这个方法一天可以数次，想起来就漱一漱，一般一天不超过 10 次就能感觉咽喉肿痛明显减轻，连续 3～5 天就能完全好了。前面我们说到咽喉的疾病是由病毒和细菌趁虚而入引起的，高浓度的盐水对这些病原体起到了消灭作用，同时对于咽喉部位的炎症亦有抑制作用。这个方法对所有人都非常合适，哪怕是小孩子和孕妇都没有任何问题。

舌根做运动，咽炎疼痛不复发

● 症 状

急性咽炎一般起病较急，患者初期会感到咽部干痒、灼热，后渐有疼痛，吞咽时疼痛加剧，疼痛剧烈时可放射至两侧耳部及颈部，并伴有咳嗽及声音嘶哑症状。如果治疗不彻底便可转为慢性，使患者出现咽部干、痒、痛，易恶心，咽部有异物感，出现"咳之不出，咽之不下"的症状。

● 小妙方

患者采取正坐的姿势，将口闭紧，用舌尖向前抵住牙齿，然后将舌头以抵住牙齿的部分为支点，向左右旋转。正转 18 次，反转 18 次，最后将口中产生的唾液分 3 次咽下。

　　咽炎，是一种常见的咽部疾病，冬季和夏季为高发季节。上呼吸道感染、抽烟、酗酒、过度疲劳或长期生活在空气质量不良的环境中，经常接触高温、粉尘、有害刺激气体等，最易诱发此病。在临床上，咽炎可分为急性和慢性两种：急性咽炎一般起病较急，患者初期会感到咽部干痒、灼热，后渐有疼痛，吞咽时疼痛加剧，疼痛剧烈时可放射至两侧耳部及颈部，并伴有咳嗽及声音嘶哑症状。如果治疗不彻底，便可转为慢性，使患者出现咽部不适，喉咙干、痒、痛，易恶心，咽部有异物感，感觉"咳之不出，咽之不下"，给患者的生活造成困扰。

　　小王是一位刚刚参加工作的语文老师，由于学校缺人手，一工作就给她安排了初三毕业班的课程。学生学习任务重，老师的压力也大，一天下来，课程被安排的满满的，连喝水的时间都没有，结果学生刚一毕业，她就累得说不出话来了，上医院一看，原来是患了慢性咽炎。虽然她在暑假期间断断续续地吃了一些药，缓解了咽炎的症状，但是新学期一开始，咽炎又死灰复燃，连教学进度都耽误了。病情反复，让她心情郁闷，问我："这慢性咽炎怎么老治不好呢？"

　　慢性咽炎之所以久治不愈，有可能是在急性咽炎发作时没有引起重视，错过最佳治疗时期；也有可能是滥用抗生素类药物，使得身体产生抗药性。为此，我教给小王一个无副作用治咽炎的好法子，这个方法也同样适用于其他教师们，它叫"舌根运动法"。

操作步骤：患者采取正坐的姿势，均匀呼吸。将口闭紧，用自己的舌尖向前抵住牙齿，然后以抵住牙齿的舌尖部分为支点，做左右旋转的动作，以锻炼舌根肌肉。正转18 次，反转 18 次，最后将口中产生的唾液分 3 次咽下。这套动作早晚各做一次，坚持一段时间，可有效缓解慢性咽炎的症状。

值得注意的是，由于教师的工作性质特殊，为了避免咽炎反复发作，还要注意以下几点：

1. 饮食清淡，多喝水，少吃辛辣、刺激性的食物。多吃穿心莲、鱼腥草等清热解毒、利咽清肺的凉拌菜。尤其在夏秋炎热季节，对一些温热、易引起上火的食物更要敬而远之，如荔枝、桂圆、杏等，以免加重咽炎症状。

2. 避免熬夜，保证正常的作息时间。

3. 在平时要加强自身体育锻炼，增强呼吸系统和消化系统的抵抗力。但在患病期间，则要避免剧烈运动。

都说"病来如山倒，病去如抽丝"，对于此类慢性疾病来说更不能操之过急，除用药外，还要在生活中养成良好的用嗓习惯，才能彻底"赶走"咽炎。

扁桃体发炎肿痛，试试耳穴按摩

●症　状

咽痛反复发作；经常咽部不适，有异物感，发干，发痒，有刺激性咳嗽，口臭，伴有头痛、四肢无力和低热现象。

●小妙方

用双手拇指和食指捏住耳垂尖端位置，向上提、揪、揉、捏、摩擦，按一定节奏连续提放 100 次，手法宜由轻到重，提拉的力量以不感疼痛为限，使局部发热发红。提拉按摩过后，喝适量的白开水，每天 3 次。

扁桃体炎分为急性和慢性两种，主要表现是：咽部发痒、发干、咽内有异物感、嗓子灼热微痛，也有刺激性咳嗽等。如果急性扁桃体炎反复发作，治疗不及时或治疗不彻底，就会演变为慢性扁桃体炎，给患者生活带来长期不良影响。还可引起耳、鼻、心、肾、关节等局部或全身的并发症，如中耳炎、鼻窦炎、风湿热、肾小球肾炎、风湿性心脏病、风湿性关节炎等，应引起人们的重视。

林风患慢性扁桃体炎已经两年了，前几天因为天气干燥，觉得喉咙有些痛，也没太当回事儿，随便找了点消炎药吃，但症状并没有得到缓解，早上睡醒的时候总感觉喉咙干燥，一咽口水就嗓子疼，身体也觉得疲惫不堪，甚至晚上睡觉的时候也偶尔疼醒，这下他不敢耽误了，早早地来医院看看到底是怎么回事儿。

经专科医生检查，林风确实是患有慢性扁桃体炎，对于这种反复发作的病例，普通的消炎药物很难根治，通常医院会采取摘除扁桃体这个小手术以绝后患，但林风怕痛，问我有没有不用手术的法子。我想了想，告诉他一种传统的外治方法，中医称为"耳穴按摩法"。在中医理论里，认为"五脏六腑，十二经脉有络于耳"，耳朵是全身经脉的汇集之处，全身各部位都能在耳朵上找到相应的反应区，适当取穴对治疗这种慢性疾病非常有效。

操作方法：

1. 提拉耳垂：用双手拇指和食指捏住耳垂尖端位置，边揉捏边向上提揪，按一定节奏连续提放 100 次。向下拉伸耳朵时，用鼻子呼气；向上提起时，用鼻子吸气，配合呼吸提拉效果更好。建议在提拉时手法由轻到重，提拉的力量以不感疼痛为限，使耳垂部有发热、发烫的感觉为佳。

2. 揉耳廓：耳廓之上有很多重要的穴位，可采用揉、捏、掐等手法按摩耳廓，一次 10 分钟左右。如果在按摩过程中发现耳廓有"小疙瘩"，要在按揉过程中将"小疙瘩"揉散。

3. 提拉按摩过后，喝适量的白开水。

这样每天 3 次，可有效缓解扁桃体炎引起的咽痛症状，预防扁桃体炎的再次发作。

在耳穴按摩的过程中，要注意以下几点：在按摩前剪短指甲，以免划伤皮肤；如果耳廓或耳垂有外伤、湿疹、冻疮或溃疡，要等痊愈后再行按摩；晚上做耳垂按摩时，避免在睡前进行，以防止因精神过度兴奋影响睡眠；最后，耳垂按摩方法虽然疗效显著，但并不是"包治百病"，如果病情严重，还是要到医院及时就医。

另外，我还告诉林风，在养病期间要注意饮食搭配，多吃流质食物或软食，配合吃一些清热解毒的中药，譬如金银花颗粒、板蓝根颗粒等，多喝水，忌油腻、辛辣饮食，早晚可用淡盐水漱口，洗涤扁桃体上的炎性分泌物，减轻咽部水肿，缓解咽部疼痛。

一周后，林风来复查，扁桃体炎的症状已经全部消失了，而提拉耳垂的方法已经成了他的一个生活习惯，连困扰他多年的神经衰弱都有所好转，他高兴地说，这睡眠一好，炎症就好得快，人也不上火了，脾气跟着好了很多，都是这提拉耳垂的功效。

绿豆蛋花水，嘴角疼痛要靠它

● 症　状

嘴角出现潮红、脱屑、腐烂的症状，继而出现口角干裂、出血、疼痛，局部可形成结痂，有口唇活动时，疼痛明显。

● 小妙方

取小半碗绿豆放入冷水中，放火上烧开，待水烧开 5 分钟后立即关火。接着取一个鸡蛋，冲入烧好的绿豆水中，做成绿豆蛋花水喝下。

一到秋冬季节，风沙大，气候干燥，对人们尤其是孩子们娇嫩的嘴唇来说，是个巨大的考验，一不小心就会出现嘴唇干裂、烂嘴角的现象，让家长们焦心不已。

在医学上，这种"烂嘴角"又称"口角炎"，是一种秋冬常见的口腔疾病。患者在发病初期，先感到嘴唇干燥，然后嘴角出现潮红、脱屑、腐烂的症状，继而开始口角干裂、出血、疼痛，局部可结痂，在吃饭或说话等口唇活动时，疼痛明显，连嘴都很难张开，既影响生活质量又影响美观。

而引起这种现象的主要原因，是人体内核黄素，也就

是维生素 B_2 摄入量不足，影响了人体新陈代谢系统的正常运转。还有些小孩子不爱喝水，感到口唇发干时就爱舔嘴唇，等唾液蒸发后，反而更干，也容易引起"烂嘴角"。

有些家长没有医学常识，看见孩子烂嘴角，就以为孩子是"上火"了，只知道不停地给孩子喝水，还有的给孩子在创口上涂紫药水、牙膏、润肤露、护唇膏等。这些做法有效吗？虽然在短时间内大量喝水会起到利尿的作用，但同时会使人体内水分减少，加重缺水症状，而涂紫药水会使嘴唇更加干燥，甚至使孩子嘴角裂口加重，流出血水，就更别提胡乱涂抹一些牙膏、润肤露等，都有可能引起局部皮肤继发感染，后果严重。这个时候就要请绿豆来帮忙了。

绿豆，又叫青小豆，是生活中一种常见的豆类食品。在夏天的时候，几乎家家都用绿豆汤来消暑。其实，绿豆不仅好吃，还有很高的药用价值。绿豆味甘，性凉，入心、胃经，中医称之为"济世之良谷"，能清热解暑、利尿通淋、解毒消肿，适用于热病烦渴、疮痈肿毒等，对很多疾病都有治疗作用，对付口角炎更是不在话下。

操作方法：

取小半碗绿豆放入冷水中，放火上烧开，待水烧开 5 分钟后立即关火。接着取一个鸡蛋，冲入烧好的绿豆水中，绿豆蛋花水就做好了。每天早晚各喝一次，3～4 天为

1 个疗程，一般一周左右即可痊愈。

需要特别注意的是，做绿豆蛋花水的绿豆不能烧得很熟，否则会使绿豆中的有机酸和维生素遭到破坏，影响功效，只要煮 5 分钟左右，见水变为清绿色就可以打鸡蛋了。

另外，为了预防口角炎，平时可以多吃一些含核黄素多的食物，如粗粮、黄豆、赤小豆、绿豆、豆制品、动物肝脏、蛋类、鱼类、大枣、牛肉、菠菜、苋菜、油菜、茴香、花生、木耳等，不要挑食，同时要少吃火锅，因 B 族维生素很容易被水溶解，虽然火锅中蔬菜较多，但由于火锅长时间水煮，蔬菜里面的核黄素等维生素已被破坏，反而对病情不利。家长平时在做饭的时候，也要避免维生素在烹饪过程中流失，例如，米不要过度淘洗、蔬菜先洗后切、切后尽快下锅、炒菜时可放点醋。如果孩子的唇部皲裂、结痂症状长期不愈，应及时到医院就诊，查清病因，以免延误病情。

口疮疼痛好烦恼，萝卜鲜藕汁漱口好

●症　状

口腔黏膜溃疡、疼痛。

●小妙方

取生萝卜 2 个，鲜藕 1 斤，用清水洗净，不用去皮，放在洁净器皿内捣烂，用双层消毒纱布绞取汁液，含漱2～3分钟后咽下。每天数次，连用3天，口疮即愈。

　　口腔溃疡，即平常我们所说的"口腔上火"或"口疮"，指的是口腔内的黏膜表皮细胞因种种原因而发生上皮层破坏、脱落，暴露出下面的黏膜下层或结缔组织层。口腔溃疡多发于下唇、颊内、舌头边缘等。不小心咬到舌头或嘴唇、精神比较紧张、免疫功能低下、内分泌失调、烟酒刺激及维生素或微量元素缺乏都有可能导致口腔溃疡。口腔溃疡不但影响日常生活，严重的话还会有口臭、牙龈红肿、咽痛、便秘、头痛头晕、恶心乏力、烦躁发热等其他症状，是一种看起来症状虽轻却马虎不得的疾病。

　　从中医的角度来说，口腔溃疡属于"口疮"、"口糜"范畴。中医认为口疮虽生于口，但与内脏有密切关系。宋代医书《圣济总录·口齿门》就曾说到"口疮者，由心脾有热，气冲上焦，重发口舌，故作疮也"。所以，有心火、有脾热是造成口疮的原因之一。

　　那么，怎样才能降心火、解脾热呢？这里告诉大家一个中医治疗口疮的方子，它的用料非常简单，就是我们平时常吃的萝卜和藕。取生萝卜2个，鲜藕1斤，用清水洗净，不用去皮，放在洁净器皿内捣烂，用双层消毒纱布绞取汁液，含漱2～3分钟后咽下。每天数次，连用3天，口疮即愈。为了保证效果，咽下之后 10 分钟内不要进食或饮水。每天含漱的次数可以根据自己的实际状况而定，但是一天不能少于 3 次。最好是将其汁液放在手边，想起来就含上一口。

萝卜和鲜藕，为什么能治疗口腔溃疡呢？这还要从它们自身的特点说起。大家都知道，萝卜是一种好东西，民间自古就有"萝卜上了市，药铺关了门"的说法。中医认为萝卜性平，味辛、甘，入脾、胃经，具有消积滞、化痰止咳、下气宽中、解毒等功效。《本草纲目》中提到萝卜能"大下气、消谷和中、祛邪热气"。体内的邪火去掉了，口腔溃疡自然不药而愈。同时，萝卜汁中有丰富的 B 族维生素，能够加速溃疡面的愈合。

鲜藕，性寒，味甘，入心、肝、脾、胃四经。《本草汇言》称"藕，凉血散血，清热解暑之药也。其所主，皆心脾血分之疾"。藕味甘多液，能清热凉血、益血生肌，增强人体免疫力，所以不但能促进口腔溃疡创面愈合，还能有效防止病症复发。

这个鲜藕萝卜饮治疗口腔溃疡，没有任何副作用，不但对偶发的口腔溃疡有效，就连长期溃疡不愈的人连续喝上一周，也有创面彻底愈合的。

为了预防口腔溃疡的发生，我们应注意保持口腔清洁，常用淡盐水漱口，戒烟戒酒，生活起居有规律，保证充足的睡眠；坚持体育锻炼，饮食清淡，多吃蔬菜水果，少食辛辣、厚味的刺激性食品，保持大便通畅；女性朋友经期前后要注意休息，保持心情愉快，避免过度疲劳，饮食要清淡，多吃水果、新鲜蔬菜，多饮水等，这些都可以降低口腔溃疡的发生几率。

花椒加陈醋，牙痛或许管点用

●症　状

牙龈肿胀、疼痛。

●小妙方

取陈醋100毫升、花椒一把，放在锅里一起煮10分钟，待冷却后含在口中，3～5分钟后吐出（切勿吞下），每天3次，连续3天。

俗话说，牙痛不是病，疼起来真要命！牙痛大多是因为牙龈牙周发炎或蛀牙感染所引起的。牙痛患者通常会有牙龈红肿、遇冷热刺激疼痛加剧、面颊部肿胀等症状。牙痛病虽小，却严重影响到我们正常的工作和生活，而且很多人在遇到牙痛时往往感觉很苦恼，束手无策，只能任其疼下去。

前不久的一次同学聚会上，坐在我身边的老同学范先生愁眉苦脸、双眼布满红血丝，那模样把我吓了一大跳，我赶紧问他是怎么回事。老范一脸无奈地说："牙痛，昨晚疼得睡不着觉，吃了一粒止痛片，也就舒服了两个小时，又不敢多吃，只有忍着。白天工作忙又没时间去医院。对了，你不是医生吗？赶紧帮我想个辙，不然我今天晚上真不知道该怎么熬了！"

我想了想，问他家里是否有陈醋和花椒，他说有，我说那就好办了。接着，我告诉他一个方法，对治疗牙痛有时会很有效。

具体方法是：取陈醋 100 毫升、花椒一把，放在锅里一起煮 10 分钟，待冷却后含在口中，3～5 分钟后吐出（切勿吞下），每天 3 次，连续 3 天，牙痛就可以缓解。

老范高兴不已，不过马上神色又黯淡下来，说这个花椒醋水还要回家以后才能煮，有没有什么办法即刻就能见效呢？我用手指按压他手背虎口附近凹陷处的"合谷穴"，才短短 3 分钟，老范的牙痛明显减轻，表情也舒展了。按摩合谷穴为什么有如此之神效呢？中医认为合谷穴属于手阳明大肠经的经穴，这条经络上达面部，在口唇相交，有镇静止痛、通经活络、清热解表的作用，主治牙痛。不过，光按压合谷穴还是不够的，这个方法只能止痛，对于消除牙齿周围的炎症无能为力，还是要用花椒醋水来治疗才行。

这顿饭，老范吃得挺开心的，说不但牙痛减轻了，还学到了不少小窍门。回家后，老范按照我说的用花椒醋水漱口，3天后牙痛果然好了。其实，这个方子之所以这么有效，主要还是花椒的功劳。花椒虽然是常见的调味料，但它的药用功效却不可小视。早在古代，人们就知道用花椒来止痛。《神农本草经》记载道，花椒味辛，性温，有温中散寒、除湿止痛、坚齿明目之功效。现代医学认为，花椒含有多种挥发油和芳香物质，能杀死多种细菌、病菌，对于牙龈炎、牙周炎之类的感染疾病，有一定的抗菌消炎用，牙齿的炎症消除了，自然就不会红肿发痛了。花椒还有一定的止痛作用，这主要得益于它天生的麻药作用，在治疗牙病的同时还能缓解疼痛。

至于陈醋，本身也有一定的消炎杀菌作用，但它最主要的作用在于，能让花椒里的有效成分更好地溶解出来，达到最佳的治疗效果。需要注意的是，这个方子只能含漱，不能吞进肚子里，因为花椒分量太多，喝下去胃就会又辣又痛。如果不小心咽下一点，赶紧喝杯温水稀释一下就没事了。

特别需要注意的是，这个方法对一些炎症引起的牙痛有效，但是对蛀牙或者是牙齿内部神经感染引起的"牙髓炎"效果就没那么好了。如果发现牙齿有明显的虫蛀或疼痛根源在牙齿内部，则一定要去正规医院的牙科就诊，采取更对症的治疗方式。还有一种情况是，有些患者尤其是老年人，心脏缺血也会表现为牙痛、喉咙痛或胳膊痛，花椒醋水对这种牙痛是没有效果的，如果用花椒醋水尝试治疗后症状没有任何改善，就要引起警惕，立即到医院就医查明病因。

生活中，很多细节都有可能引起牙痛，不注意饮食与休息，工作压力过大都会导致牙痛。等到牙痛了才去治疗不是办法，防患于未然才是关键。大家在平时要养成良好的卫生习惯和生活习惯，保持口腔健康，这样才能远离牙痛。

舌疮疼痛怎么办，喝点清心翠衣茶

● 症 状

舌头表面溃破，出现一个或多个细小溃疡，舌体溃疡面鲜红、疼痛，并伴有口渴、胸中烦热、夜寐不宁、小便热痛、舌体全红或舌尖红等症状，有周期性复发的特点。

● 小妙方

取晒干的西瓜皮 100 克，加几粒冰糖，经沸水冲泡 15 分钟，制成清心翠衣茶服用。

舌头是辅助人进食、发声的重要器官。在中医理论里，舌属心，如果心火过旺，舌头就容易出现糜烂、颜色发红等问题，舌头长疮就是其中最常见的一种。

舌头长疮属于口腔溃疡的一种，指舌体表面溃破，出现一个或多个细小溃疡，舌体溃疡面鲜红、疼痛，并伴有口渴、胸中烦热、夜寐不宁、小便赤涩、舌体全红或舌尖红等症状，有周期性复发的特点，甚至久久不能愈合。虽然不是大病，但是非常疼，令人苦恼。

一天晚上，接到一个很久未见的朋友打来的电话，她说最近刚忙完一个大项目，刚刚有空休息。因为做项目的时候压力太大，嘴里大大小小的溃疡就没断过，当时忙也没在意，结果项目忙完了，舌头上也开始出现溃疡，长在舌头的边缘，溃疡面创口下陷，溃疡的颜色和口腔溃疡一样，吃东西或说话的时候不小心碰到就非常疼。她认为自己是"上火"了，但吃了很多降火的药也不见好。

我告诉她，"上火"确实是引起舌头长疮的一个重要原因，但不是唯一原因，胃肠功能紊乱、缺乏某些微量元素，或者情绪紧张、过敏反应、免疫力下降、内分泌失调等都容易引起口腔和舌头溃疡。另外，经常吸烟、喝酒、吃辛辣食物，也是舌头长疮的常见诱因。一旦出现舌头长疮，单纯的降火是没有用的，但可以试试治疗舌头长疮的妙方——"清心翠衣茶"。

所谓翠衣，即西瓜的青皮（硬皮下浅绿色的部分）。

西瓜的青皮含有丰富的维生素 C。它不仅具有众所周知的解热和利尿的作用，还具有一种独特的功效，那就是它可以通过促进人体皮肤新陈代谢来加速伤口的愈合。西瓜翠衣特别能调理舌头生疮。元代的医学著作《丹溪心法》中记载："治口疮甚者，西瓜皮烧灰敷之。"可见应用西瓜翠衣治疗口疮历史悠久，我们现在不用采取把西瓜皮烧成灰的古法，把翠衣做成甘甜清爽的饮品同样能起到治疗舌头生疮的作用。

西瓜翠衣通常制成干品来保存。我们可以在每次吃完西瓜后，把西瓜的青皮削下来，洗净，切成小片，晒干后保存备用。每次取晒干西瓜翠衣 100 克左右，加入几粒冰糖，用沸水冲泡，闷上 15 分钟即可饮用。注意：本身脾胃虚寒、湿重的人则不宜长期服用凉性的西瓜翠衣茶，以免加重自身的湿寒证。

另外，我还叮嘱她：如果口腔反复出现溃疡，则是患者本身的热性体质所引起的。要从改善体质的根本问题上着手，做到劳逸结合，作息有规律，多吃些瓜果、蔬菜等凉血降火的清淡食物，少吃油炸烘烤的肉类。平时对待事情要有豁达包容的心态，避免过度操劳和情绪波动过于激烈，而引起内火亢盛导致舌头长疮。

不久，这位朋友又打来电话，说喝翠衣茶一周后，口腔和舌头上的溃疡都已经没有了，她也因此体会到了健康生活的重要性，向单位申请了休假，好好给身体放个假。替她高兴之余，我也提醒所有的"工作狂"们，不要对自己身体的小毛病不理不睬，不懂这些小警报的意思，大问题就该找上门来了。

第三章

缓解颈部疼痛的小妙方

● 颈部僵痛有妙方，办公室来做保健操

● 神奇黄豆枕，治疗颈肩酸痛

● 点按落枕穴，落枕颈痛不犯愁

● 练练"小鸟飞"，缓解僵痛颈抽筋

● 颈部外伤隐患大，家庭按摩来帮忙

● "隔墙看戏操"也治颈部肌肉疼

颈部僵痛有妙方，办公室来做保健操

●症　状

脖子后面的肌肉发硬、僵直，颈肩疼痛，严重的还会引起头晕、恶心、手指麻木等。

●小妙方1

做做"仰头保健操"：① 保持站立姿势，双手叉腰，头慢慢向后仰至最大限度，然后保持这个姿势，头慢慢地左右摆动；② 双手下垂，双肩向上耸动的同时将头向后仰，然后左右旋转颈椎；③ 上肢放松，甩起左手拍打右侧肩背，再甩起右手拍打左侧肩背。

●小妙方2

常做"汉字操"：端坐在椅子上，双脚踏地，全身放松、闭上眼睛，身体不动，用头在空气中慢慢地写字，任何你想写的字都可以，尤其以"米"、"田"、"井"等四方四正的汉字为佳。

颈椎是人体非常重要的组成部分之一，也是人体最脆弱的部分之一。人体颈部的7块颈椎虽然只是由肌肉和韧带提供支持，却是督脉、膀胱经、三焦经、小肠经、大肠经和胆经汇聚的重要通道，同时也肩负着将大脑的指令传送到身体各处，再将全身各处的反应传送给大脑的特殊使命。

对现代人来说，电脑、手机成了生活中的必需品，上班在电脑前，下班捧着平板电脑，在路上还要低头玩手机，长时间保持同一姿势，使肩颈部肌肉内乳酸堆积引起酸痛，从中医角度讲，则是颈部经络不通、气血循环不畅，这让我们的颈椎更经历着前所未有的考验，各种疼痛症状也随之而来，其中最典型的症状就是：脖子后面的肌肉发硬、僵直，颈肩疼痛，严重的还会引起头晕、恶心、手指麻木等症状。

小王从事文化媒体工作，刚刚参加工作半年，就碰上了一个千载难逢的机会，领导派他参与一个知名纪录片的后期制作，这对新人来说，是可遇不可求的，但刚进组时间不长，身体却出了毛病。由于业务不熟，他夜以继日地研究专业技能，长时间在电脑前盯着，后来就出现了头晕的症状，颈部僵硬疼痛，连肩膀也开始酸疼了，尤其早上起床的时候脖子难受，要活动好一会儿才能起床，有几次还因为身体缘故耽误了大家的工作进度。去医院检查，医生诊断为颈椎病，让他最好换个工作，但他又不想放弃梦想，于是问我，中医有没有既能治疗颈椎病又能继续这份工作的两全之策。我便教了他两套"颈椎保健操"，对预防和治疗颈部酸痛、僵痛非常有效。

操作方法：

仰头保健操

1. 找一小块空地，保持站立姿势，双手叉腰，使头向后仰至最大限度，然后保持这个姿势，使头慢慢地左右摆动。这个动作可以挤压脊椎两侧的肌肉，并活动颈椎两侧的胸锁乳突肌，起到扩张血管、调节脊柱平衡的作用。注意：动作要缓慢而有节奏地摆动。

2. 保持站立姿势，双手下垂，双肩向上耸动的同时将头向后仰，然后左右转头。这个动作可以调节颈椎的失衡状态，延缓颈椎关节退度。注意：身体放松，耸肩和仰头尽量同步进行。

3. 保持站立姿势，上肢放松，甩起左手拍打右侧肩背，再甩起右手拍打左侧肩背，此动作可以改善肩背部血液循环，缓解颈椎紧张症状。注意：做该动作时要先放松，用左右手臂摆动时的惯性来拍打肩背。

汉字操

端坐在椅子上，双脚踏地，全身放松、闭上眼睛，身体不动，用头在空气中写字，任何你想写的字都可以，尤其以"米"、"田"、"井"等四方四正的汉字为佳。注意：头部摆动速度要慢，幅度不用太大，力度也不用太强，点到即可。之所以闭上眼睛，一是让眼睛也趁此机会休息一下；二是为了避免视野晃动，引起头晕。

这两套颈椎保健操随时可以做，譬如早起时或工作时间较长时，可以抽出 10 分钟活动一下，既舒缓身心又能保护颈椎，可谓一举两得。

两个月后，小王参加的纪录片项目顺利完成，他也因为踏实、肯吃苦的态度被上级认可，由一个实习生成为了正式员工。他知道，在这个美好的结局里，有一个好的颈椎是关键，他也把这套操教给了办公室的同事们，让大家都能拥有一个健康的、充满活力的颈椎。

神奇黄豆枕，治疗颈肩酸痛

●症　状

颈肩酸痛，可放射至头枕部和上肢，一侧肩背部有沉重感，上肢无力，手指发麻，肢体皮肤感觉减退，手握东西无力，有时手中的握物不自觉地落地。常伴有头颈肩背手臂酸痛，脖子僵硬，活动受限。

●小妙方

取干净黄豆 2 千克，将黄豆略炒或在太阳下曝晒，选一块小毛巾或纯棉布料，对折，做成一个一尺长、半尺宽的布筒子。取两根绒线，将布筒子的一头扎紧，将放凉后的黄豆倒入布筒子，再将另一头扎紧。

颈椎病一般多见于 40 岁以上的患者，是中老年的常见病之一，随着年龄的增长，发病率也越来越高。但临床实际情况是，在因为颈椎问题前来就医的患者中，年轻人占了大多数，其中大部分是由于不健康的生活习惯造成的，如长时间低头工作，躺在床上玩手机、看书，喜欢高枕，长时间操作电脑，在行驶的车上睡觉，等等。这些不良生活习惯使颈部肌肉长期处于痉挛状态而引起颈椎病。

颈椎病的典型症状是：颈肩酸痛，有时可放射至头枕部和上肢，一侧肩背部有沉重感，上肢无力，手指发麻，肢体皮肤感觉减退，手握东西无力，有时手中的握物不自觉地落地。常伴有头颈肩背手臂酸痛，脖子僵硬，活动受限。重者伴有恶心、呕吐、卧床不起，少数可有眩晕，猝然晕倒。

由于早期颈椎病的症状较轻微，多数休息后能自行缓解，经常被人们忽视。直到症状加重达到不可逆转的程度时，才引起人们的重视，但为时已晚。如果疾病久治不愈，会引起心理和情绪问题，产生失眠、烦躁、发怒、焦虑、忧郁等症状。

孙阿姨半年前因为颈椎问题来到医院，当时被确诊为颈椎病，来的时候颈肩部疼痛，头部活动受限，头晕，站立不稳，甚至使一向坚强的她都疼出了眼泪。后来在医院住了一个多月，针灸、牵引、输液、推拿等都用过，症状好转后就出院了。最近，我接到了她从老家打来的电话，说最近颈椎疼的毛病又复发了，头晕症状也开始出现，自己非常地担心。鉴于她的症状还不算严重，来医院又不方便，我便教她做了一个治疗颈椎病的法宝"神奇黄豆枕"。

具体做法：

1. 取干净黄豆 2 千克（黄豆有大小之分，怕疼的患者可以选小黄豆），然后将黄豆在锅中略炒或在太阳下曝晒，以免黄豆发芽或虫蛀。

2. 选一块小毛巾或纯棉布料，对折，做成一个一尺长、半尺宽的布筒子。

3. 取两根结实的绒线，将布筒子的一头扎紧，将放凉后的黄豆倒入布筒子，倒完后将枕头抖一抖，让黄豆挨得更紧密些，再将另一头扎紧。这个像"大白兔"奶糖一样的黄豆枕头就做好了。

为什么取用黄豆，而不是其他豆类呢？因为黄豆的韧性和人体骨骼的软硬度相似，对保持颈椎的正常弯曲有支撑作用，同时，黄豆比一般的豆类更加浑圆，在压力作用下会不停地滚动，就像给颈椎不停地按摩一样。

睡觉的时候，用手把黄豆枕头中间压低至一拳的高度，采用仰卧的睡姿，将黄豆枕放在颈部下面，让自己的两肩顶住枕头两边鼓起的黄豆。刚开始枕黄豆枕的时候可能会感觉很硬，皮肤硌得疼，这时可以在头底下垫一个软垫，等疼痛缓解，适应黄豆枕后，再移走软垫，只用黄豆枕。

两周下来，孙阿姨惊讶地发现，自己的头晕缓解了，颈部疼痛也缓解了很多，又坚持了一段时间，颈部疼痛就完全消失了。我告诉她，颈椎病的治疗是一个长期的过程，不能一有好转就将其束之高阁，最好是长期坚持使用。用一段时间后，可以将里面的黄豆倒出更换。

当然，颈椎病也分很多类型，这种黄豆枕对于颈椎病初期会有些效果，如果是脊髓型颈椎病或颈椎间盘突出等重症，应及时到医院接受专业治疗。

点按落枕穴，落枕颈痛不犯愁

● 症　状

入睡前无任何颈项疼痛症状，晨起后感到项背部明显酸痛，颈部活动受限。

● 小妙方

按摩手背上的落枕穴。落枕穴位于人体的手背上，中指和食指相对的掌骨之间，两指骨尽头起，向外一拇指宽处。按压时，用食指或中指的指腹侧面，用较大力度来回按压，双手皆要按压。

落枕，是人们生活中的一种常见病，常发生于青壮年人群之中，冬春季节发病率较高。患者一般在入睡前并无异常症状，但在早晨起床后就会出现急发性的颈后部、上背部疼痛，使颈部活动受限，不能自由旋转，头部强直偏向患病的一侧，严重者甚至连做俯仰动作也有困难。如果用手触摸患病位置的肌肉，可发现肌肉僵硬，有"条索感"，按压时会疼痛。这就是人们常说的"落枕"了。

产生落枕的原因主要有两个方面：一是夜间不良的睡眠姿势，使头颈长时间处于僵硬状态，或因为枕头过高、过低或过硬，使头颈过伸或过屈，引起颈部一侧的肌肉紧张，造成颈椎小关节错位，发生静力性损伤；二是因为睡眠时颈肩部受寒，寒风入侵，也是我们俗称的"受风"了，也会使颈背部气血凝滞，筋络痹阻，出现落枕的症状。

落枕虽然是常见小病，但一旦发作，脖子酸痛，不能转动，将会影响人们的日常工作和生活。由于其有"自愈"的倾向，所以很少有人去医院就诊，多半是自己或让周围的家人朋友帮忙按摩一下，就草草了事。

但是，如果对小病处理的方法不得当，也会酿成大祸。我曾经接诊过这样一位病人，因为早上落枕，觉得脖子活动非常不便，便请父亲给自己"掰"一下，结果因为父亲用劲过猛，加之方法不当，一下子弄成了颈椎错位，送来医院的时候已经有了生命危险，最后赶快做了牵引理疗，在床上躺了 3 个多月才下床，真是太危险了。要知道，颈椎作为人体活动的枢纽，是脊柱椎骨中体积最小但灵活性最大、活动频率最高、负重较大的节段，因其内含脊髓，即使是专业的医生或者推拿师，也会谨慎选择"扳"法。

在这里，我教给大家一个神奇的落枕穴，一旦发生落枕或者颈部不适，患者可以自己按揉此穴位，疼痛会减轻一些。

落枕穴，就是我们所说的外劳宫穴，因为其是治疗落枕的特效穴位，故以此命名。

落枕穴的具体寻找方法是：将一只手背面对自己，在手背上食指和中指的骨之间，用手指朝手腕方向触摸按压，在第 2、第 3 掌骨之间，掌指关节后约 0.5 寸的距离，按压时有强烈压痛之处就是落枕穴。

按摩方法：找到穴位以后，用食指或中指的指腹按在此穴上，压揉落枕侧的"落枕穴"，左边落枕按左手，右边落枕按右手，并同时活动被压手的手指，以加强穴位的指压感觉。另外，在按摩手部的同时，患者也可缓慢活动颈部，将头稍向前伸，伸至前下方再缓缓低头，使下巴向胸壁靠近，然后将头缓慢地左右转动，幅度由小变大，转动时以基本不出现疼痛的最大限度为宜，在这个过程中，保持颈部肌肉始终处于松弛状态，将颈部逐渐伸直到正常位置。

这样持续动作 5～10 分钟，因落枕而引起的颈肩疼痛便会减轻些。这个方法既能治疗落枕，又能预防颈椎病，还能缓解手臂痛和胃痛，平时按摩一下，也有预防保健的功效，可谓一举三得。

除此之外，我们还要注意，与其在落枕之后再寻找治疗方法，还不如在平时加强预防，减少落枕现象的发生。

1. 在睡眠时，选择合适高度的枕头，高度应以躺下刚刚搁平为宜，侧卧应选与肩同宽的枕头，睡眠时将枕头放置在后颈部，而非后脑勺下。

2. 避免不良的睡眠姿势，正确的睡姿一般以仰卧为主，左、右侧卧为辅。睡眠时能够保证颈部正常的生理弯曲、睡眠呼吸顺畅、全身肌肉可以较好地放松。

3. 避免颈肩部受凉、吹风和淋雨，睡觉时一定要盖好被子，尤其是肩颈部被子要塞紧，不可因夏季贪凉，使风寒邪气侵袭，造成气血瘀滞、脉络瘀阻而发病。

4. 要注意饮食平衡，多摄入富含维生素、微量元素、钙质的食品，如新鲜蔬果、奶制品及豆制品等。钙是骨骼的主要成分，维生素能有效促进新陈代谢，也有助于颈部的健康。

5. 对上班族来说，要注意适量运动，尤其是颈椎活动操等。

如果能够将上面几点持续坚持下去，就可以在很大程度上减少落枕的发生。另外，值得注意的是，如果在生活中出现反复"落枕"的现象，那就有可能是早期颈椎病的症状，需要尽快到医院就诊，以免延误病情。

练练"小鸟飞"，缓解僵痛颈抽筋

●症　状

脖子抽筋，抽筋部位肌肉僵硬，疼痛难忍，一般持续2～5分钟。

●小妙方

双脚并拢成立正姿势，双臂自然下垂，放在身体两侧，左脚向前迈出半步，保持身体平衡。双臂缓慢上举，到与肩同高同宽的时候，如鸟展翅般向后向外展开，同时让自己的头慢慢向前伸至自己可以承受的最大限度，保持姿势2～3秒，然后将双臂按原路线收回，同时让头回复原位。

我们在生活中都有过抽筋的经历，如果身体长时间保持一个姿势或姿势不当，就会发生抽筋现象。最常见的有手指抽筋、脚趾抽筋等，虽持续时间不长，却非常疼痛。

在医学上，"抽筋"的学名是"肌肉痉挛"，指肌肉突然、不自主地强直收缩的现象，并伴有抽筋部位肌肉僵硬、疼痛难忍的症状。通常引起抽筋的原因主要有以下几种：长时间运动形成肌肉疲劳；体内水分和盐分流失过多；环境温度突然改变；肌肉或肌腱轻裂伤；情绪过度紧张；以不适当的姿势做运动等。另外，一些血管疾病、糖尿病或神经系统疾病也会引起抽筋。单纯的抽筋虽然疼痛，但不会危及生命，即使不来医院也会自行痊愈，但我们并不能因此对它掉以轻心。

有一年夏天，我受朋友之邀去海边避暑，奈何我是个旱鸭子，只好看着朋友们在水中嬉戏，正看得高兴，发现其中一个人慢慢放缓了划水的动作，一边摸着脖子，一边举止奇怪地向岸边走来。我赶忙过去问她出了什么事，她疼得面容扭曲地向我摆了摆手，好几分钟才缓过来，说："最近一段时间，总是脖子抽筋，有时候左边抽筋，有时候右边抽筋，疼起来连带着整个脖子都是麻麻的，不管它的话，过两三分钟就会好，像没事人似的，但下次又毫无征兆地疼起来。这次幸亏疼得不严重，要不非溺水不可。"说完惊魂未定地坐下休息。

我问她还有没有其他颈部不舒服的症状，她说，看电脑或者看书时间长了，会觉得脖子不舒服，还有头疼、头晕的感觉，连睡眠质量也下降了。我让她不用担心，她的症状还不算严重，只是由于长期姿势不合理造成的颈椎劳损，可以通过学一些动物动作来缓解抽筋症状。

中医，很早就有模仿动物形态来治病的方法，例如华佗创立的"五禽戏"，就是通过模仿虎、鹿、熊、猿、鹤这五种动物的动作来强身健体的一种治病方法。在现代瑜伽中，也有很多招式如"鸟王式"、"猫伸展式"、"鸽子式"等，都是由动物形态演化而来。如今，我们也可以通过模仿动物的某些姿势来锻炼颈部肌肉。我指着一只在天上飞翔的海鸥说，鸟是不会得颈椎病的，这不仅与它的身体构造有关，也是因为它每天飞翔，让颈肩肌肉得到了充分的锻炼，我们人的两只手就相当于鸟的翅膀，可以模仿鸟类飞翔的动作。

具体方法：

1. 找一小块空地，双脚并拢成立正姿势，双臂自然下垂，放在身体两侧，然后左脚向前迈出半步，保持身体平衡。

2. 双臂缓慢上举，到与肩同高同宽的时候，如鸟展翅般向后向外展开，同时让自己的头慢慢向前伸至自己可以承受的最大限度，保持姿势2～3秒，然后将双臂按原路线收回，同时让头回复原位。

将这套动作反复做10遍，每天做1～2次，长期坚持，可治疗脖子抽筋并预防颈椎病的发生。朋友将这个动作反复练了几遍，僵硬的颈椎就舒缓了一些，她笑着说："看来人枉称了万物之灵长，关键时候还不如小鸟聪明。"我说："万物都有其生存之道，不妄自尊大，懂得互相学习，取长补短，才是长久之道啊！"

另外，我还提醒她，为了预防抽筋，要做到：不在通风不良或密闭的空间做长时间激烈运动；运动之前要做好热身活动，运动之后要补充足够的水分和电解质，平常多喝牛奶，多吃绿叶蔬菜、香蕉、橙子、芹菜等；少穿太紧或太厚的衣服；放松心情，避免压力过大，如果抽筋的时间太长，可以经常按摩抽筋的部位来减轻疼痛。最后，值得注意的是，如果发生经常性的抽筋现象，又找不出原因，应及早到正规医院诊断，以免延误病情。

颈部外伤隐患大，家庭按摩来帮忙

● 症　状

因轻微颈部外伤造成的颈部疼痛。

● 小妙方

按摩头顶，按摩颈肌，按压肩部。

头颈部由于比较特殊的生理构造，因而在生活中很容易受到损伤，譬如受风着凉、颈椎外伤等，都会引起颈椎疼痛，甚至会加速颈椎的退变速度，诱发颈椎病。因此，我们在生活中要注意保护颈椎，防止意外的发生。尤其是对青春期的孩子们来说，平常踢球、打篮球等运动的机会较多，颈椎受伤的可能性更是大大提高了。

我曾经在报纸上看过一则新闻：在过年期间，一个三年级的小学生为了得到更多的压岁钱，在除夕和大年初一这段时间里，一共给 39 个长辈磕了 112 个头，结果造成颈部软组织损伤，出现脖子不能自由转动、疼痛的症状，结果一个好好的新年，就这样泡汤了。

除此以外，有的家长跟孩子表示亲近时，喜欢捧着孩子的头把孩子拎起来，或者将孩子抱起抛到空中，再接住，以此来跟孩子玩耍，还有的家长习惯在生气时打孩子的脑袋或脖子，或者猛推孩子的肩背部等，这些做法都有可能造成颈椎损伤。由于孩子年纪小，颈椎间盘张力很强，颈椎周围的软组织弹力良好，因此神经血管受压迫的表现往往不明显，即使伤到了，疼两天也就过去了，殊不知却给孩子的未来埋下了一颗定时炸弹。

曾经有项调查显示，在全国接受颈椎病手术治疗患者中，有颈部外伤史的患者所占比例高达 15%，而在患颈椎病的患者中，有颈部外伤史的人数竟然高达一半。青少年时期的颈椎外伤，会大大增加中年后发生颈椎病的几率，待到 30 岁以后，椎间盘及椎旁的其他附属结构发生退行性变，神经血管受压，颈椎病症状就会逐步出现，所以切不可掉以轻心。但是对于这种小扭伤小疼痛，又不值得去医院，怎么办呢？在这里，我教各位家长一套"颈椎康复操"，没事的时候做一做，有预防颈椎病的功效。

具体方法：

1. 按摩头顶：将双手五指微曲，分左右放在额头的上方。然后以手指作梳，稍加用力，从前面发际开始"梳"到头顶，再"梳"到脑后，这样连续往返地梳20～30遍，可以增加头部和颈部血液循环，达到镇痛的效果。

2. 按摩颈肌：将双手放在颈后，拇指放置于脖子的一侧（颈椎旁的肌肉上），其余四指放在脖子的另一侧，然后捏住颈肌，将颈肌向上提起，再放下。如此做20～30次，可以有效缓解颈部痉挛疼痛，调和颈部气血。

3. 按压肩部：将双手放在肩部，对肩部由轻到重缓缓施压，按压10～20次，或者将手握成空拳状，叩击两侧肩膀，可以活络伸筋，散寒定痛。

另外，为了避免孩子们过早地加入颈椎病一族，家长们还要注意以下几点：为孩子选择合适的床上用品，枕头不宜过高，床垫不宜过软；不要让孩子沉迷于电脑或电视；让孩子养成健康的坐姿，不要含胸驼背；天气炎热时候，不要因为过度贪凉而猛吹风扇或者空调。要记住：颈椎是人体很脆弱的部位，不要给孩子的未来埋下颈椎病的隐患。但这个方法只适用于颈部日常锻炼，如果颈椎疼痛剧烈，应赶快送到医院就诊。

"隔墙看戏操"也治颈部肌肉疼

● 症　状

颈部肌肉慢性疼痛，早起或受凉后，疼痛加剧，活动后疼痛减轻；发作时，颈部肌肉痉挛，脖子僵直，头部活动受限；按压疼痛区域可发现压痛点。

● 小妙方

身体挺直站立，将头、颈、背、腰、臀、腿部拉直，挺胸、收腹，两腿直立，两脚尖朝前、脚跟提起、双手叉腰，下巴上抬，双目向前上方远看，脑门用力向上拔直，如"隔墙看戏"一般。

提起感冒，大家都不陌生。但是，你听说过"肌肉感冒"吗？其实，肌肉感冒就是"颈肌筋膜炎"，也叫"颈肌纤维织炎"或"颈肌筋膜疼痛综合征"。由于它经常和感冒同时发生且遭遇天气变化后加重，所以被称为"肌肉感冒"。事实上，它是由多种因素导致颈部筋膜肌肉内的血管收缩、缺血、微循环障碍、渗出、水肿而形成的一种炎症。

"肌肉感冒"的典型症状是：颈部肌肉慢性疼痛，常常反复发作。尤其在早起或受凉后，疼痛加剧，活动后疼痛减轻；发作时，颈部肌肉痉挛，脖子僵直，头部活动受限；按压疼痛部位可发现压痛点，按压痛点可能引起肩臂、背部及头部等其他部位疼痛。通常是由于患者颈部有急性创伤的病史，而没有及时治疗或当时治疗不彻底；或者是长期低头工作导致颈部肌肉慢性劳损。因此，很多伏案工作的人，如会计师、作家、检验员、软件工程师、打字员等都成为其伤害的对象。

邻居小张是个自由撰稿人，也是个超级宅男，平常不爱出门，但是他为人热情，邻居有什么需要帮忙的找他准没错。一次，楼上的邻居搬家，大家都出来帮忙，唯独他在一旁愁眉苦脸。一问之下，才知他生病了，一个月前左边脖子和肩膀疼痛，刚开始很轻微，后来发展到一坐直或在电脑前打字都酸痛，并出现了头晕的症状。去了几家医院，西医说是颈肌筋膜炎，开了些口服的药；中医说是肌肉劳损，要进行推拿治疗，但药也吃了，按摩也做了，治疗的时候感觉很好，治疗一停就又犯了，让他心烦不已。

我告诉他，这个"颈肌筋膜炎"是一种慢性疾病，日常除了要避免长时间低头工作，还可以练练"隔墙看戏操"，这个方法对缓解该病非常有效。

具体方法：

　　身体保持站立状态，让头、颈、背、腰、臀、腿尽量拉直，然后双手叉腰，将下巴抬起，向前上方伸，双目向前上方远看，同时两脚尖朝前、脚跟提起，挺胸、收腹，两腿保持直立，使颈部有紧张感。像"隔墙看戏"一般，想象自己在墙的外面，正努力全身挺拔，想看清墙内的风景，保持姿势 2～4 分钟。

　　这种"隔墙看戏操"可以对脊椎关节、纵向肌群进行综合锻炼，多加练习，对治疗久坐一族的颈椎、脊柱、腰部疼痛非常管用。平常在电脑面前坐久了，可以每隔一个小时起身活动一下，练练"隔墙看戏操"，既能提高工作效率又能保养颈椎，何乐而不为呢？

　　小张很听话，表示自己会好好练习，纠正自己爱久坐、不爱运动的坏毛病。过了半个月，我偶然遇到了正在外面慢跑的小张，他说自己的颈部疼痛已经完全消失了，他也因此体会到了运动的乐趣，再也不让颈部疼痛找上门来了！

中　篇

躯干疼痛跑光光

第四章

缓解胸部、腹部和臀部疼痛
的小妙方

- 穴位点对了，肋间神经痛不难治
- "水土不服"肚子痛，当地豆腐来开路
- 从容应对生理性乳房疼痛
- 哺乳期乳房胀痛，按摩止痛很轻松
- 岔气腹痛不用急，身体侧屈常练习
- 小儿腹痛又腹泻，妈妈还要靠米汤
- 痛经来袭不用怕，丹田做功解烦恼
- 久坐得便秘，排除痛苦就用核桃和芝麻
- 痔疮疼痛怎么办？芦荟帮你解烦忧

穴位点对了，肋间神经痛不难治

●症 状

一根或几根肋间软骨部位疼痛，发病时，疼痛由后向前，沿相应的肋间隙呈半环形分布，表现为刺痛或烧灼样痛。

●小妙方

指压"外关穴"和"足临泣穴"，保持呼吸均匀，一边吐气一边按压，每个穴位按压6秒左右，这两个穴位对称分布在身体两侧，每个穴位按压10次左右。

所谓"肋间神经痛"，就是发生在一根或几根肋间软骨部位的经常性疼痛。因为肋间神经是沿着肋骨走行，从前胸到后背，所以疼痛会沿着这根神经蔓延身体前后，十分难受，且疼痛的时间不固定，可在呼吸、咳嗽、打喷嚏等情况时加重，疼痛剧烈时，痛感可蔓延至同侧肩背，一般中老年人患该病的几率较大，但是近几年前来就诊的年轻人也逐年增多，尤其是在冬春、秋冬之交，这样气候变化的过渡期，尤其要注意，很多病人就是因为在这个季节得了上呼吸道感染，而引发的肋间神经痛。

除此之外，短时期内压力过大、过度疲劳、情绪抑郁、精神过度紧张、胸肩部受风，或者在搬运重物时，因身体急剧扭转或胸部受到挤压，造成胸肋关节软骨急性的损伤，这些都会诱发肋间神经痛。

王大爷是在半个月前出现肋间神经痛的，他感觉好像有一根线在肋间牵扯，特别不舒服，当时他没当回事儿，以为是自己锻炼的时候不小心"岔气"了，想着休息两天自己就能好。没想到，这个"岔气"非但没好，反而更加严重了，发展成在转身、大笑、深呼吸，甚至打哈欠的时候，都会痛苦难当。最后实在没办法了，只好在儿子的陪同下来医院就诊。

经过诊断，他患的正是"肋间神经痛"，医生开了止痛药，王大爷的儿子一听医生让吃止痛药，赶紧说父亲有严重的胃病，不能口服止痛药。面对焦急的父子俩，我教给他们一个不用吃止痛药又很简单的办法试试——"指压外关、足临泣穴"。

具体操作方法：

1. 取穴：患者将双手伸出，手心向前，手背面对自己，可在手腕处看见一条横皱纹，这道皱纹向上两指宽处，就是"外关穴"；而"足临泣穴"在足部，将指尖放在小脚趾和第 4 趾之间，顺着这两个脚趾之间的骨夹缝向上搓，到了骨夹缝的尽头，就是"足临泣穴"了。

2. 用手指的指腹按压这两处穴位，保持呼吸均匀，一边吐气一边按压，每个穴位按压 6 秒左右，身体左右侧的这两个穴位都要按，每个穴位按压 10 次左右，疼痛可立刻减轻。

3. 如果想加强止痛的效果，可以用温湿布覆盖患处，再进行指压按摩。一次指压效果不明显的话，可以再按一次。

通过临床工作中的观察，这个指压法的效果不错，一般坚持按压半年，疼痛会明显缓解，即使患病时间很长，只要坚持也有治愈的希望。我正是用这个方法在王大爷身上做的示范，一直紧咬牙关的他终于长吁了一口气，说疼痛减轻了。

最后，我还要提醒大家一句，引起肋间痛的原因有很多，例如肋膜炎或缺血性心脏病等。如果出现了肋间剧烈疼痛的症状，不要自行诊断，要立刻到医院确诊，在排除了危急重症以后才能使用指压疗法。

"水土不服"肚子痛，当地豆腐来开路

● 症　状

因"水土不服"造成的食欲缺乏、腹胀、腹痛、上吐下泻等症状。

● 小妙方

食用当地黄豆做的豆腐。

随着人们消费能力的提高和消费观念的变化，越来越多的人喜欢旅游，喜欢走出家门，看看外面的风景。但是，出门在外，很多人会出现"水土不服"的问题，尤其是体质敏感的人，初到一个地区，由于周围环境和生活习惯的突然改变，很容易出现食欲缺乏、腹胀、腹痛、上吐下泻等症状，这就是人们常说的"水土不服"。

其实，"水土不服"在医学上叫作"肠道菌群失调症"，因为我们并没有生活在真空的环境中，在身边的空气中，我们的皮肤、黏膜以及与外界相通的腔道里，都有大量细菌、真菌等微生物，这些微生物共生共存，形成了一种生态平衡，机体要抑制有害病菌的繁殖，从而维持人体的健康。但当人们换到一个陌生的地方，尤其是气候湿度都和原来环境差异很大的时候，人体与外界的微生物平衡就会被打破，致病菌的繁殖得不到有效遏制，于是人就生病了。

吴明是刚从四川来北京上学的大学生，以前从没来过北方。结果在报到的当天就因为"水土不服"而上吐下泻，腹部疼痛剧烈，腹泻不止。还没等身体调养过来，却又赶上了军训。北京 9 月的太阳正晒得厉害，他没晒几个小时就因晕倒被送来了医院。经检查，他身体没有什么大问题，只是脾胃比较虚弱，需要好好调养。为了尽快解决他"水土不服"的毛病，我教给他一个小妙招，可以快速去除"水土不服"引起的腹痛症状，那就是：吃一块当地的豆腐。

古人云，"五谷宜为养，失豆则不良"，意思是：五谷都是最养人的，但失去豆腐，就会失去平衡，可见豆子的作用之大。而豆腐，就是由大豆加工而成的，其性凉，味甘，归脾、胃、大肠经，食用后有益气宽中、生津润燥、清热解毒的功效。

由于黄豆在生长过程中适应了当地的水土，因此其蕴含的内在有机元素，在各地均有不同。食用当地黄豆做成的豆腐，一方面可以调和当地的饮食；另一方面也可以调理脾胃，在肠胃不受到伤害的情况下，使自身的体质快速适应当地的水土。脾胃好了，腹痛自然也会好转。

除此之外，为了预防"水土不服"现象的发生，到了一个陌生的地方后，不要图新鲜而贪吃、贪玩，要尽量保持自己原有的作息习惯和饮食习惯，少吃辛辣食物，多喝茶，多吃水果蔬菜和含膳食纤维多的食物，同时要保持心情愉悦，不要过度焦躁，这样坚持几天，一般在异地都可顺利度过。

吴明依言而行，果然不再"水土不服"了，还教给其他外地来的同学。这个方法传开以后，学校还专门在食堂多加了几道用当地豆腐做成的菜肴，以便帮助更多的外地新生适应新的环境。不过，最后还是要提醒一点，豆腐虽好，也不是万能药，平时患有消化性溃疡、胃炎、肾脏疾病、痛风及血尿酸偏高以及中医辨证为脾胃虚寒者禁用此方，以免加重病情。

从容应对生理性乳房疼痛

●症　状

乳房无乳腺肿块，疼痛剧烈、持久，隐痛或针刺、刀割样疼痛，痛点不固定，严重时疼痛可引起腋下、肩背及上肢疼痛，检查时可摸到乳房外上方有肥厚感或颗粒感，按压时有轻微的痛，但无肿块。

●小妙方1

用热敷袋、暖水袋、热水瓶、热毛巾等敷在乳房疼痛的部位，如果不具备这些条件，洗热水澡也可以起到一定的缓解疼痛的效果。

●小妙方2

1. 保持正坐的姿势，将双手的拇指和其余四指分开，放在乳房的两侧，将乳房从胸部的两侧向中间推，两边各推30下。

2. 依然保持双手的拇指和其余四指分开，从左胸开始，左手从外侧将左乳向中间推，推到中央时，右手从左乳下方向上推，这样两只手交替按摩，重复30次后换到右乳，步骤相同。

3. 将手指覆盖在乳房上，沿着乳房表面做圆周形按摩，然后用手掌将乳房压下，再弹起。

近几年来，媒体上关于"关爱女性，关爱乳房"的报道屡见不鲜，在呼吁更多的女性关爱自己的同时，也产生了一些负面影响，有些女性因为缺乏医疗常识，把"乳腺疾病"和"乳腺癌"画上了等号，一旦出现乳房疼痛的情况，就紧张和害怕。其实，有这种忧患意识是好的，但也不必如此草木皆兵。因为并不是每种疼痛都是病理性的，还有一些属于生理性疼痛，不必太过担心。

一般来说，生理性乳房疼痛可以分为青春期乳房胀痛、经期乳房胀痛、孕期乳房胀痛、产后乳房胀痛、人工流产后乳房胀痛、性生活后乳房胀痛等，其中经期乳房胀痛是引起乳房疼痛最常见类型之一，占所有乳房疼痛的65％，一般在月经来潮前3～7天，乳房出现沉重感、胀痛、钝痛或短暂针刺样疼痛。触摸时可发现乳房结节，在乳房受压或手提重物时，疼痛可加剧。在月经来潮结束后，疼痛会自行消失。

下面，我给大家讲一个发生在我身边的关于乳房疼痛的故事。

马上又要到端午节了，家里的老人早早包好了粽子，让我回去拿，其实也是趁此机会让一家人团聚一下。果不其然，一回到家，就看见哥哥嫂子已经先一步回来了。虽然说在一个城市，但大家平时工作都忙，见面的机会也不是很多，彼此聊得非常热闹。这时，嫂子把我叫到一边，悄悄跟我说了一个事情。原来她家的女儿月月今年 13 岁，最近也不知是怎么了，老是闷闷不乐，捂着胸口发呆，上课也心不在焉，问她呢，又什么也不说。因为孩子和我这个姑姑关系比较好，所以嫂子让我去打探打探。追问之下，月月才吞吞吐吐地说了实情，原来她最近睡觉的时候，总是觉得乳房疼痛，上课抬胳膊的时候也痛，她经常看广告上说什么"乳腺癌"，自己摸一摸还真的摸到了"肿块"，非常害怕，所以闷闷不乐。

我明白情况后，赶紧安慰她，并告诉她这叫青春期乳房胀痛，是女孩的乳房刚刚开始发育时出现的正常生理状况，等到青春期过后，这些疼痛就会自行消失。她听了如释重负，脸上又重现了往日的笑容。

随后，我将这个情况告诉了月月妈妈，她也松了口气。我告诉她，虽然这种生理性乳房疼痛没有大碍，但为了避免对孩子的心理产生负面影响，可以试试下面两个小妙方来缓解一下疼痛。

冷热水互敷法

作为一种传统的中医疗法，热敷因其简单有效被人所熟知。可用热敷袋、暖水袋、热水瓶、热毛巾等敷在乳房疼痛的部位，如果不具备这些条件，洗热水澡也可以起到一定的缓解疼痛的效果。如果冷热敷交替，效果更好。

按摩法

1. 保持正坐的姿势，将双手的拇指和其余四指分开，放在乳房的两侧，将乳房从胸部的两侧向中间推，两边各推 30 下。

2. 依然保持双手的拇指和其余四指分开，从左胸开始，左手从外侧将左乳向中间推，推到中央时，右手从左乳下方向将其上推，这样两只手交替按摩，重复 30 次后换到右乳，步骤相同。

3. 将手指覆盖在乳房上，沿着乳房表面做圆周形按摩，然后用手掌在乳房上按压，再弹起。

利用这种按摩方法，不仅可以使乳房内过量的体液回流到淋巴系统，缓解乳房疼痛，还可以塑形，防止乳房下垂。特别提醒一下，在按摩时，提前在乳房上涂些肥皂水或者润滑油，效果会更好。

除此之外，选择大小合适、稳固的胸罩，少吃高盐食物，少喝咖啡，多吃高纤维食品、蔬菜、豆类等食物，都可有效预防或缓解生理性乳房疼痛。但是，如果乳房出现肿块、红肿，同时胀痛明显，并伴有全身发热等症状时，应及时就医。

哺乳期乳房胀痛，按摩止痛很轻松

●症 状

哺乳期乳房胀痛，乳房局部皮肤温度高、有触痛，乳房内出现边界不清的硬结，严重的还伴有全身寒战、高热、烦躁、乏力、大便干等症状。

●小妙方

采取正坐姿势，用手掌掌根按顺时针方向在乳房上进行画圈按摩；找到患病乳房上的肿痛处，用手掌轻轻在痛处揉；用食指和中指微微抵住肿块，向乳房中央方向推按；按压膻中穴；用拇指和食指捏、揪患病部乳头数次。

初为人母，是一个女人一生最幸福的时刻，可如果不小心得了乳腺炎，这份幸福就要大打折扣了。乳腺炎，是女性产褥期的常见病，指乳腺的急性化脓性感染。乳腺炎在哺乳妇女尤其是初产妇中最为常见，是引起产后发热的原因之一。发作时可见乳房胀痛，局部皮肤温度高、按压疼痛，出现边界不清的硬结，严重的还伴有全身寒战、高热、烦躁、乏力、大便干等症状，轻则不能给孩子喂奶，重则要采取手术治疗。

导致乳腺炎发生的原因很多，譬如，乳头过小或内陷，产前未能及时矫正；乳汁分泌过多，产妇没有及时排空多余乳汁；乳管不通畅；胸罩内脱落的纤维堵塞乳管；乳头破损，婴儿含乳头时睡觉，使婴儿口腔内细菌侵入乳管，导致感染等。

虽然乳腺炎的危害很大，但如果在症状出现的初期阶段就及时加以治疗，可以起到事半功倍的效果。由于哺乳期的妇女不宜服药，为此，我介绍几种按摩治疗乳腺炎的方法，对防治乳腺炎效果极佳。

具体方法：

1. 患者采取正坐姿势，用右手的掌根按顺时针的方向，在左侧乳房上，以乳头为中心进行画圈按摩 5 分钟，待乳房有胀热感时停止，然后以同样的手法，用左手按逆时针方向按摩右侧乳房。

2. 找到患病乳房上的肿痛处，用手掌轻轻在痛处揉。尤其是在乳房有硬块的地方，要反复揉压，直到感觉肿块柔软为止。如果怕疼，可以用拇指按在肿块的中央地带，以顺时针方向，稍加用力揉按 5 分钟，至局部有发热感觉为止。

3. 用食指和中指微微抵住肿块，向乳房中央方向推按 3～5 分钟。

4. 在胸部正中，两乳头连线的中点，找到膻中穴。用右手拇指微微用力点按该穴位，感到穴位有酸胀感为宜。然后抓起患病乳房全部，用揉捏的手法，一抓一松，反复10～15次，然后用左手拇指和食指，捏、揪乳头数次，以扩张乳头部的乳管。需要提醒的是：为了减少按摩乳房的摩擦力，在进行乳房按摩之前，可以先在乳房上涂上按摩油或润滑油，按摩后清洗干净，每次点按5分钟。

除了这种按摩疗法以外，新妈妈们还要注意在哺乳期常用温水清洗乳头，保持乳头的清洁；哺乳时尽量将乳汁排空，如果乳汁太多，可用吸乳器帮忙；饮食上以清淡为主，忌食辛辣、酒精类食物；不要让婴儿含着乳头睡觉，哺乳后用合适的棉布胸罩将乳房托起，同时要保持心情愉悦，避免压力过大引起心里郁闷。

都说母亲是世界上最伟大的人，尤其是新妈妈，初为人母的喜悦还没有退去，一颗心全都放在了孩子的身上，对自己的健康往往容易忽视。但是，不管是顺产还是剖腹产，女性在分娩后都处在最虚弱的时候，身体抵抗力明显下降，很容易感染各种疾病。因此，在这里告诫各位新手妈妈，在照顾孩子的同时也要多关心自己。只有自己身体健康，才能更好地保护孩子。

岔气腹痛不用急，身体侧屈常练习

● 症　状

胸部闷胀作痛，痛无定处，疼痛面积较大，在深呼吸、咳嗽、身体转侧的时候，痛感尤为明显，并伴有呼吸急促、烦闷不安、胸背部牵引痛等症状。

● 小妙方

双脚分开站立，一边吸气，一边向健康的一侧慢慢侧屈身体，做到自己能承受的最大限度后，返回原位。然后大声咳嗽一声，再将身体向岔气疼痛的一侧慢慢侧屈身体。重复这套动作，直到岔气疼痛缓解为止。

岔气，又称运动岔气或运动急性胸肋痛，是我们生活中经常遇到的情况。人在运动，特别是跑步过程中，如果没有提前做好热身运动，人体从安静状态一下子进入运动的紧张状态，内脏承受的压力骤然增大，不能马上适应变化，或者人在运动时呼吸频率过快，呼吸肌连续收缩得不到放松，或者久不锻炼、天气过冷、排汗过多引起体内盐分含量过低等，都容易导致岔气情况的发生。

虽然岔气不会造成太大危险，但人发生岔气时，会在胸肋间随着呼吸产生钻心样的疼痛，疼痛面积较大，位置不固定，在深呼吸、咳嗽、身体转侧的时候，痛感尤为明显，并伴有呼吸急促、烦闷不安、胸背部牵引痛等症状。

邻家的张阿姨刚刚退休在家，白天孩子们都上班去了，她闲来无事，就喜欢到小公园去锻炼身体，倒也悠闲自得。一天正巧我从公园经过，就过去跟她打招呼，却看见她坐在小凳子上，表情很痛苦的样子。过去询问，原来是刚才扭腰的时候用力过猛，岔气了，歇了好一会儿也没过这个劲儿。这时，我想到了一个中医治岔气的小妙招。

具体方法：

双脚分开站立，一边吸气，一边向健康的一侧慢慢侧屈身体，做到自己能承受的最大限度后，返回原位。然后大声咳嗽一声，再向岔气疼痛的一侧慢慢侧屈身体。注意：做这个侧屈练习的时候，一定要动作缓慢，不能操之过急。重复这套动作，直到岔气疼痛缓解为止。

除此之外，你还可以通过放松呼吸肌的方法缓解疼痛，即先做一个深呼吸，憋住气，同时用手捶打胸腔左右两侧，呼气。再深呼吸重复这个步骤3～5次。

果然，在我扶着张阿姨做了几次侧屈运动后，岔气的疼痛就不那么严重了，又过了一会，疼痛完全消失了。张阿姨叹了口气说："人老了就是不中用了，岔个气都差点要了命。"我告诉她，岔气是锻炼中的大忌，尤其是刚接触体育锻炼时，一定要提前做好热身运动，一般要热身5～

10 分钟；在运动中，要加深呼吸，使身体可以有充足的氧气来满足运动的需要；冬天锻炼的时候尽量用鼻子呼吸，以减少外界冷空气对呼吸肌的过分刺激；跑步的时候尽量使呼吸与跑步的节奏相合，可以"二步一呼、二步一吸"或"三步一呼、三步一吸"，可依自己的运动习惯而定。

最后我建议张阿姨可以尝试参加一些有氧运动的锻炼，例如和社区的老人们跳跳舞、打打拳之类的，既能保证运动的安全，还能和老姐妹聊聊天，排遣一下内心的不良情绪。老人锻炼时一定要掌握好一个度，切不可过度逞强，不顾身体的承受能力而蛮干，避免运动损伤。

小儿腹痛又腹泻，妈妈还要靠米汤

●症　状

婴幼儿出现呕吐、大小便次数增多、腹痛、大便稀溏或呈水样，还常伴有发热及感冒症状，严重时还会出现精神萎靡、口干、皮肤弹性差、眼窝凹陷、尿少等脱水现象。

●小妙方

取米汤给孩子趁热喝下，譬如大米汤、糯米汤、玉米汤、小米汤、高粱米汤等。注意：米汤熬得不要太稠也不要太稀。

有句话说得好，"不养儿不知父母恩"，一个孩子从小到大，成长的每一步都凝聚着父母的心血。尤其是当孩子处于婴幼儿期的时候，不会说话或表达不清，一旦孩子有什么病痛只会哇哇大哭，最令父母"揪心"。其中，小儿腹泻就是一种婴幼儿的常见病症。

有些家长一听到腹泻这两个字，就以为是拉肚子，其实小儿腹泻的初期症状是呕吐，不管喂宝宝吃什么，他都会吐出来；其次是孩子大小便次数增多，腹痛，大便稀溏或呈水样，还常伴有发热及感冒症状。严重的腹泻还会使宝宝出现精神萎靡、口干、皮肤弹性差、眼窝凹陷、尿少等脱水现象，如果不及时治疗，可能会导致脱水性休克而危及生命。

一般来说，导致宝宝腹泻的原因主要有以下三点：一是受寒，譬如天气变凉没有及时增加衣服，吃过多寒凉食物，光脚在凉地走路，睡觉时没有盖好肚子，等等；二是饮食不当，因婴幼儿的咀嚼能力差，消化功能弱，固体食物摄入太多，就会引起腹泻；三是细菌感染，这种腹泻一般是由于饮食不洁，导致病原体侵入体内造成的，在夏秋季多发。

琪琪今年四岁，从小就肠胃不好。平常，琪琪的妈妈对她饮食上控制得十分严格，不能吃一点儿生的凉的，但是上了幼儿园以后，就不能照顾得那么仔细了。前几天因为在幼儿园吃了凉玉米，回家就说肚子疼，晚饭也没有吃，第二天开始拉稀，一天拉了将近 10 次，吃了点治消化不良的药，也没起什么作用。往常活泼的琪琪一下子就"蔫"了，捂着肚子不肯去幼儿园。

如果你也遇到了这种情况，不妨试试下面这个小妙方：米汤治腹泻。

米汤，又叫米油，是熬稀饭时，凝聚在锅面上的一层粥油。其性平味甘，有养胃生津、滋阴长力的神奇作用。另外，米汤内还含有高浓度的碳水化合物和维生素，可增加人体内水盐的吸收，补充人体所缺维生素。在《本草纲目拾遗》中就有"米油，力能实毛窍，最肥人。黑瘦者食之，百日即肥白，以其滋阴之功，胜于熟地也"这样的记载。由于婴幼儿肠胃功能较弱，给孩子喝一碗热米汤，治疗小儿腹泻方便又有效。

用于治疗腹泻的米汤可以因地制宜，譬如大米汤、糯米汤、玉米汤、小米汤、高粱米汤等都可以。注意：米汤熬得不要太稠也不要太稀，饮用米汤的次数和用量，要与小儿腹泻的次数成正比，腹泻次数多，就多喝几次。待腹泻好转后，再坚持服用几天米汤巩固疗效，腹泻就可以彻底治愈了。

除了喝米汤外，家长还可以在睡前用热水给孩子泡泡脚，按摩按摩脚底，可以帮助祛除孩子体内的寒气，尽早恢复健康。为了避免孩子因腹泻造成脱水，孩子腹泻时，父母可以在白开水中加入一点点盐，少量多次地哄孩子喝下，维持孩子体内的水盐平衡。

琪琪的妈妈依言而行，果然琪琪的腹泻当天就止住了，没过几天就彻底痊愈了。琪琪妈也由此明白，孩子不是养在温室里的花朵，娇生惯养只会降低孩子对外界的抵抗能力。当然，如果孩子腹泻严重，出现便血、高热的症状，还应赶紧送医院救治，以免延误病情。

痛经来袭不用怕，丹田做功解烦恼

●症　状

痛经一般发生在月经来临的前一天或第一天，呈痉挛性、阵发性，严重时可出现面色发白、出冷汗、全身无力、四肢厥冷、恶心、呕吐、腹泻、头痛等症状。

●小妙方

找到在人肚脐正下方1.5寸的气海穴。然后双手摩擦至手掌发热，将右掌心紧贴在气海穴的位置，按顺时针方向分小圈、中圈、大圈进行按摩，按摩100～200圈后，再用左掌心以逆时针方向同样按摩100～200圈，直到感到小腹发热为止。

月经对于女人来说，是每个月都要前来拜访的好朋友，但是有的女人却要为这个好朋友付出痛苦的代价。据一项调查显示，全球有80％的女人在遭受痛经的困扰，而且其中50％没有明确导致痛经的因素。对于这种每个月都要来上一次的酷刑，女人就只有"忍"这一条路吗？

痛经一般发生在月经来临的前一天或第一天，呈痉挛性、阵发性，严重时可出现面色发白、出冷汗、全身无力、四肢厥冷、恶心、呕吐、腹泻、头痛等症状，不仅会给生理期的女性带来心理上的负担，还会影响其正常的生活。

由于痛经的广泛性和周期性，女性中间流传着很多关于痛经的说法，譬如老人们常说的"小姑娘都是这样的，等结了婚有了孩子就不痛了"。事实上，这个说法也不完全正确。正因为很多人认为痛经是正常现象，所以除非痛到一定程度，否则大多数女性都是选择咬牙忍过那几天。殊不知，女人其实可以不用那么辛苦的。

导致痛经的原因虽多，但总结起来就是气滞血瘀、寒湿凝滞、气血虚弱或肝肾亏虚这几种，其中最普遍的原因就是寒湿凝滞，就是我们常说的"宫寒"，现代女性为什么痛经，就是有太多现代化生活方式培养的不良习惯引起的，如爱吃冷食、快餐，老吹空调，不注意保暖等，因此，我教大家一个有效缓解痛经的小妙方——丹田按摩法。

有句话说"气海一穴暖全身",这个气海穴就在我们熟知的丹田部位,作为人体精气汇聚之处,此穴可以益气壮阳、调经固精,尤其对治疗痛经非常有效。中医认为,常按摩此穴可以使全身都温暖起来,有强身健体的功效。

具体方法:

取穴时,采用仰卧的姿势。气海穴在人肚脐正下方1.5寸的地方。双手摩擦至手掌发热,将右掌心紧贴在气海穴的位置,左手放在右手掌上,按顺时针方向分小圈、中圈、大圈进行按摩,按摩100～200圈后,再用左掌心以逆时针方向同样按摩100～200圈,直到感到小腹发热为止。如果疼痛持续不减,还可以用食指或中指的指腹按压气海穴,按压3～5秒松开,过2～3秒再压,按照"指压时呼气,停压时吸气"的节奏重复3～5次,便可结束。

另外,女性在月经期间睡前喝一杯加蜂蜜的热牛奶,可以缓解甚至消除痛经。

除了这两个在痛经来袭时的应急之法外,为减少痛经的发生,女性朋友们还应该在生活中养成良好的生活习惯,做到以下几点:① 月经前一周少吃盐、茶叶、辛辣和含有咖啡因的食物;② 保持心情愉悦,消除对月经的紧张心理;③ 保持规律的作息时间和充足的睡眠;④ 注意腹部保暖,经期少接触冷水;⑤ 平常多做一些体育锻炼,增强体质。

久坐得便秘，排除痛苦就用核桃和芝麻

●症　状

大便次数减少、大便干结、排出困难或有排不尽的感觉，肛门部疼痛。一般两三天以上排便一次。

●小妙方

取核桃仁 60 克、熟黑芝麻 30 克共同捣烂，再用擀面杖压碎成粉，每天早晚各服用 1 茶匙，也可以用少量温开水送服。

便秘是很多人经常得的疾病，发病时总是隔三四天，甚至一个星期才排一次大便，而且每次排便都是一次痛苦的折磨。便秘是由于饮水过少、精神压力大、胃肠功能不好等，导致粪便在肠内停留过久而排便不畅，症状是大便次数减少、大便干结、排出困难或有排不尽的感觉，肛门部疼痛。一般两三天以上无排便，就有可能是便秘。如果每天都排大便，但排便困难且排便后仍有"残便感"，或伴有腹胀，也应纳入便秘的范围。

便秘是一种常见疾病，老年人和体弱者由于胃肠功能不好，是便秘的高发人群。但现在越来越多的中青年人也开始出现便秘问题，尤其是职业女性，约占便秘患者的30％，因为坐着办公，又不经常运动，导致胃肠功能变弱，胃肠的蠕动变慢了，粪便就会停留积聚在肠内。

便秘会让人腹胀、皮肤粗糙、心情烦躁，还容易患痔疮，千万不要放任不管。有些朋友一旦有便秘症状，就会去药店买"排毒胶囊"或者"润肠茶"服用，觉得这些药物使用方便，见效快，似乎肠道马上就通畅了。一开始，似乎是管用了，可是过了几天，药一停用，便秘问题马上又卷土重来，只有再吃药才能缓解，不能从根本上治愈。

实际上，中医是非常不赞成用这种方法的。因为这些药物的有效成分主要为番泻叶、大黄等刺激性泻药，它们都是通过直接刺激肠道肌肉收缩来达到排便的效果，但是用久了之后会形成药物依赖，甚至导致大肠肌无力，所以越用效果越差。而且，长期使用还容易导致肠胃功能紊乱，引起其他的肠道问题。

那么，有没有一种比较温和的食疗方法来缓解便秘呢？其实，平时常见的核桃仁和芝麻，就是能够治疗便秘的佳品。取核桃仁60克、熟黑芝麻30克共同捣烂，再用擀面杖压成粉，每天早晚各服用1茶匙。若觉得难以下咽，可以用少量温开水送服。一般3天就能见到效果，轻松排便。坚持服用亦可有效预防便秘的发生。

许多朋友会说，核桃能补脑，黑芝麻能乌发，这大家都知道，可是用它们治疗便秘还真有点新鲜！没错，听我慢慢道来。首先，核桃的药用价值很高，中医认为核桃性温、味甘、无毒，入肺、肝、肾三经，能补肾助阳、补肺敛肺、润肠通便。据《本草纲目》记载，核桃仁有"补气养血，润燥化痰，温肺润肠"等功效。现代科学发现，核桃内含有丰富的核桃油，还有大量的粗纤维，吃进肚子里后，核桃油能软化大便，润滑肠道，粗纤维能吸水膨胀，刺激肠道运动，从而使大便能够顺利排出。

再来说说黑芝麻。黑芝麻性温，味甘、平，入肝、肾、大肠经，润五脏，补肝肾，益精血，润肠燥。肠内的燥热解除了，大便就不会干结，排便自然变得顺畅了。黑芝麻不但能有效缓解便秘，同时还能补血益气、乌发养颜、延缓衰老。《本草纲目》称："服黑芝麻百日能除一切痼疾。"所以，即使没有便秘的人，经常吃点黑芝麻对身体也是大有好处的。

每天吃点核桃加黑芝麻，不但多年的顽固便秘不知不觉好了，而且皮肤也变得光滑细腻，精神状态也更好了，人也显得更年轻和有活力。这样的好东西，我们怎么能错过呢？

值得注意的是，核桃虽好，也不要贪吃哦，因为里面含有大量油脂，食用过多会引起肥胖。另外，核桃不宜与酒同食；肺炎、支气管扩张等患者最好不要吃核桃。而黑芝麻，一定要吃炒熟的才有效果。

便秘症状缓解后，依然可以经常吃点核桃芝麻，达到预防便秘的效果。同时，我们还要从自身的生活习惯中找找原因，做好预防工作：多吃新鲜水果蔬菜、多吃粗粮及豆制品；每天喝至少1500毫升白开水；合理安排生活和工作，做到劳逸结合，适当做些运动；养成良好的排便习惯，每天定时排便，形成条件反射；避免滥用泻药及各种排毒胶囊，以食疗方式为主。做到这些，我们就能摆脱便秘困扰，拥有一身轻松。

痔疮疼痛怎么办？芦荟帮你解烦忧

●症　状

排便很困难，肛门处疼痛、瘙痒或者出血。

●小妙方1

早晚洗净肛门，取3～5厘米的新鲜芦荟段，削去两边的刺，然后从中间剖开，用带汁的那面涂擦肛门周围约1分钟，连用3天。

●小妙方2

如果痔疮比较严重，可以将芦荟去皮，将芦荟肉切成1厘米×1厘米×3厘米的小块，睡前塞入肛门内，让它一整晚都能发挥功效。

　　痔疮是肛门附近的静脉丛发生曲张的一种慢性疾病。痔疮发生的原因，不外乎肛门的血液循环不良，或因排便时用力过猛造成出血性伤害。许多上班族整天坐着办公，回家后又累得一屁股坐在柔软的沙发上，久久不愿起身，因此很容易被痔疮"盯上"。

　　如果你的工作是在办公室里久坐并且有便秘的状况时，那么你患上痔疮的几率就比普通人要高。如果有便血、直肠坠痛、肿物脱出、肛门瘙痒等症状时，你很有可能已经患痔疮了。

　　痔疮的痛苦难以言喻，真让人有苦说不出。许多人患了痔疮，又不好意思上医院，总是在药店随便买点药膏擦擦，结果，钱也花了，痔疮却依然治不好。

　　面对这个"难言之隐"，到底该怎么办呢？告诉大家一个秘诀，能够迅速缓解痔疮带来的出血、疼痛及瘙痒，长期使用，还能在很大程度上减轻痔疮。

　　具体方法：

　　早晚洗净肛门，取 3～5 厘米的新鲜芦荟段，削去两边的刺，然后从中间剖开，用带汁的那面涂擦肛门周围约 1 分钟，连用 3 天，肿胀出血的情况基本就能得到控制。如果痔疮比较严重，或者想要达到更好的效果，那就将芦荟去皮，将芦荟肉切成 1 厘米×1 厘米×3 厘米的小块，睡前塞入肛门内，让它一整晚都能发挥功效。芦荟无须刻意取出，大部分汁液会被患处吸收，其余残渣下次排便时自然就会排出体外。

为什么用芦荟来治疗痔疮呢？中医的理论为，痔疮为"热迫血下行，郁结不散"所致。而芦荟味苦、性寒，入肝、心、胃、大肠经，能够清热解毒，消瘀散结，所以对痔疮有很好的消肿治疗效果。编撰于北宋初年的《开宝本草》中就曾记载，芦荟主治"热风烦闷，胸膈间热气；杀三虫及痔病疮瘘"。这里所说的"痔瘘"，就是我们所说的痔疮。

同时，芦荟在止血、抗菌消炎方面还有奇特的功效。《本草纲目》中称芦荟为"卢会"，"拭净傅（敷）之"，能够治疗外伤及皮肤病。现代科学研究表明，芦荟的叶片中含有丰富的黏胶液体，其中的芦荟素 A、创伤激素等能抗病毒感染，促进伤口愈合，有消炎杀菌、收敛生肌的作用。

虽然芦荟好处多多，但并非任何一种芦荟都能作为药物外用。芦荟种类繁多，我们在选择的时候一定要加以区分。上农大叶芦荟、中国芦荟、皂质芦荟的叶片都可以作为药物外用，其中以上农大叶芦荟最为适用。这种芦荟的边缘有锯齿，嫩叶有不规则的白色斑点，长大后逐渐消失，汁液丰富，叶片肥厚，是外用的理想药品。千万不要把龙舌兰、雷神或仅有观赏价值的芦荟品种用来防病、治病，因为它们很有可能是有毒的！

　　还需要提醒大家注意的是，芦荟鲜叶汁内含有一定量的草酸钙和多种植物蛋白质，有一些患者皮肤特别敏感，在外用新鲜芦荟叶擦抹后，皮肤有痒的感觉或长出红色小疹子，一般不会太严重，半天时间就可退去。万一遇到这种情况，可以将芦荟鲜叶汁用冷开水稀释后应用，若过敏严重者应立即停止使用。已经长出的小疹子，可用温水冲洗，但千万不要用手指去抓，以免抓破皮肤，造成新的感染。

　　生活中，痔疮的诱因有很多，年老体弱、饮酒吸烟、饮食过辛辣等都有可能引发痔疮。因此，科学合理的简易自我疗法也对痔疮有防治作用。我们应该尽量做到生活规律，每天定时排便，保持大便通畅；经常清洗肛门，并要保持干燥；饮食以清淡为主，避免辛辣刺激性食物，多吃蔬菜水果，如西瓜、香蕉、番茄等，它们都有润肠的作用。在夏季尤其应该多饮加盐的开水，避免汗液排泄过多。同时，适当的运动可以减低肛门静脉压，防止静脉发生曲张，这些对痔疮的防治很有作用。

　　这里还教大家一个提肛运动，这是方便采用的预防痔疮的方法。将臀部及大腿用力夹紧，配合吸气，将肛门向上收提，稍闭一下气，然后呼气，将肛门放松。一般重复10～20次即可。做提肛运动时可站可坐可躺，对时间、场地也没有限制，非常容易做，一天可以做多次。

第五章

缓解五脏疼痛的小妙方

● 每天吃醋豆，减少心绞痛

● 心绞痛危害大，急救穴位要记牢

● 肝病痛苦不用愁，甘草泡水解烦忧

● 红糖炒核桃，治疗胃痛效果好

● 得了肾绞痛，按摩有奇效

● 肾结石疼痛，就用金钱草泡水喝

● 南瓜蔓泡水喝，排出胆结石不再痛

每天吃醋豆，减少心绞痛

●症　状

经常性地胸部紧闷或心脏有压迫感，间断出现心绞痛，疼痛部位多在前胸正中，痛感可放射至咽部、左肩及左臂，可持续几秒至几分钟。

●小妙方

取 500 克黑豆（或者黄豆）煮熟，加入 1 千克米醋在玻璃广口瓶中腌制，半个月后即可取出食用。

心脏是人体的重要器官，它将人体内的氧气和营养物质通过血液输送到全身，维持人体各项功能的正常运转。而血液给心脏本身提供氧气和营养物质是通过冠状动脉来完成的，一旦身体内脂质代谢不正常，血液中的脂质沉着在原本光滑的动脉内膜上，就会在动脉内膜堆积而成白色斑块，发生动脉粥样硬化病变，也就是我们常说的冠心病。

一般来说，冠心病的主要症状有经常性的胸部紧闷或心脏有压迫感，出现间断性心绞痛，疼痛部位多在前胸正中，痛感可放射至咽部、左肩及左臂，可持续几秒至几分钟。如果患者发生心肌梗死，疼痛症状与心绞痛类似，但是疼痛持续时间更长也更剧烈，可持续几小时或几天，并伴有休克、心力衰竭和心律不齐等症状。作为一种常见的心脑血管疾病，如果没有及时治疗和保养，就会发展成冠状动脉严重狭窄，甚至发生心肌梗死，那后果就严重了。

如果得了冠心病，医生一般都会要求病人通过吃药来控制病情。但是由于吃药伤胃，很多老年人吃一段时间就因胃痛而停药，而一些不伤胃的药又比较贵，于是有不少患者向我打听，有没有花小钱治大病的好法子？我向他们推荐了一种治冠心病的小偏方：醋豆，既经济又健康，还能当菜长期食用，对冠心病有很好的预防和治疗作用。

其实，醋豆就是由黑豆制作而成，黑豆性平，味甘，入肝、肾二经，可滋补肝肾，有润五脏的功能。在我国，很早就有吃黑豆的历史，《本草纲目》就记载了一位老人"每天就水吞服生黑豆二七枚，谓之五脏谷，到老不衰"的例子。但是，黑豆是如何防治冠心病的呢？有两个主要原因。

其一，豆类里含有大豆异黄酮，而黑豆中含量最高。大豆异黄酮可以降低血脂，直接作用于血管平滑肌，抑制动脉血管上的斑块增大，同时它还能抵抗血小板聚集，避免血栓形成，对引起动脉硬化的基因也有调节和抑制作用。很多临床上治疗冠心病的药物都是用从大豆里提取的异黄酮而制成的。

其二，豆类中含有大量不饱和脂肪酸，能与血液中的胆固醇结合，生成熔点很低的酯，从而达到降低胆固醇、防治动脉硬化的目的。用醋泡过后效果更佳。

制作方法：

取黑豆 500 克，去除杂质后洗净晾干，在锅里煮熟后装入有盖的玻璃广口瓶中，接着倒入米醋，将黑豆完全浸泡。待黑豆泡胀后，再加入一些米醋，直到黑豆完全泡开，再倒入米醋将黑豆淹没，将瓶口盖严、密封，放到房间阴凉处，半个月后醋豆就做好了。泡好的醋豆呈黑紫色，可直接食用，佐餐亦可。坚持食用，对预防和治疗动脉硬化、脑中风和冠心病有一定效果。

除了治疗冠心病外，醋豆中还含有醋酸钙，极易被人体吸收，能防治中老年骨质疏松症，还有抗癌、乌发、减肥、祛老年斑的神奇作用。

心绞痛危害大，急救穴位要记牢

●症　状

患者心前区和胸骨后剧烈疼痛，痛感可放射至左肩及左上肢内侧，胸内有紧闷及压迫感，并出现窒息感等症状，可持续数分钟。

●小妙方

找到前臂正中，腕横纹上 2 寸的内关穴，用拇指指尖有节奏地持续点按，两侧手臂都要按，使之有酸、胀、麻的感觉为佳。

我们在看电影或电视剧的时候，经常看见主人公因为精神受到刺激而发生心绞痛，用手抓着胸口，表情痛苦，抢救不及时的话就会有生命危险。其实，这并不是电视剧的夸张，而是实实在在的生活。

心绞痛，是冠状动脉粥样硬化性心脏病的主要临床表现之一。一般在病人情绪激动、受寒、饱餐或体力劳动过后，由于冠状动脉供血不足，心肌暂时缺血、缺氧而突然发作。发作时，病人可感觉到心前区和胸骨后剧烈疼痛，痛感可放射至左肩及左上肢内侧，胸内有紧闷及压迫感，出现窒息等症状，可持续数分钟，一般休息一会儿或者服用硝酸甘油片后症状缓解。但如果病人是初次发病，身边没有急救药怎么办呢？

一次在下班的路上，偶然看见马路旁边围了一堆人在吵吵嚷嚷，依稀能听见里面"医生"、"有没有医生"的喊叫，莫非是有病人需要救治？我赶紧跑过去，分开人群，就看见一位老人手捂着胸口，表情痛苦地躺在地上，看样子像是心绞痛发作。我赶紧翻开老人的衣兜，看有没有急救的药品，结果看见了一张小纸条，上面写着老人的姓名、电话和家庭住址，还在下面注明一行字："我有冠心病，如果心绞痛发作，请不要搬动我，替我拨打 120，谢谢。"

我赶紧把纸条交给周围的人，让他们去联系老人的家属，然后让老人保持平躺状态，用手指按掐老人手臂上的内关穴，2 分钟后，老人抢救了过来。这时老人的家人也赶到了，将老人送进了医院。参与救治的人们都长吁了一口气，纷纷问我是怎么做到的？我告诉他们，遇到心绞痛发作时，除迅速服药以外，还可以按压内关穴进行急救。

具体方法：

1. 取穴：内关穴在前臂正中，腕横纹上 2 寸。你也可以将左手的食指、中指、无名指并拢，将无名指放在右手腕横纹上，这时右手食指和左手臂交叉点的中点，就是内关穴。此时你握一下拳头，在两根大筋中间的位置，就是内关穴。

2. 找到穴位后，用拇指指尖有节奏地持续点按，两侧手臂都要按，使之有酸、胀、麻的感觉为佳。如果点按 2 分钟后无效，应赶紧采取其他急救办法。患者自己也可以在平时用硬币的边缘，沿着手腕上下方向滑动按揉，每天坚持半小时，有预防心绞痛发作的作用。

该方法简单易行，而且效果显著，在《黄帝内经》中就有关于内关穴的记载。不仅如此，内关穴对预防和治疗胃痛、胸脘满闷、呃逆、腹泻、孕吐、晕车等都有一定的功效。

肝病痛苦不用愁，甘草泡水解烦忧

●症　状

恶心、厌油腻、食欲差、全身乏力等，可出现呕吐、腹泻、脾肿大等症状。

●小妙方 1

喝甘草茶。

●小妙方 2

喝泥鳅汤。

肝病是指发生在肝脏的病变，包括以乙型病毒性肝炎（简称乙肝）为主的各类肝炎、肝硬化、脂肪肝、酒精肝等多种肝病。这是一种常见的危害性极大的慢性疾病，应以积极预防为主。许多肝病患者在经过长久的治疗后，肝功能指标有所好转，但是一停药，又依然照旧，让人苦恼不已。

陆先生在某建筑公司上班，经常加班，劳累，最近又升了职，整日忙于喝酒应酬，总是觉得疲乏，去医院一查，发现肝功能指标明显升高，患上了酒精肝。打针吃药虽然能控制病情，但一是费用太高，长期下去家庭难以承受；二是常年看病让他觉得很麻烦，也影响工作生活。他听说我有不少养肝护肝的小妙方，于是想问问我有什么好的方法。

了解到陆先生的情况后，我告诉他一个最简单经济的养肝妙方：用甘草泡水喝。

具体方法：

用沸水冲泡一大壶甘草，就当水一样饮用，一天数次，一周喝上几次。加班劳累、喝酒应酬前也可以泡水饮用。

中医认为，甘草性平，味甘，具有补脾益气、清热解毒、缓急止痛、调和诸药的功能。用甘草来治疗慢性肝病、保肝护肝有着悠久的历史，秦汉时期的《神农本草经》就将甘草列为上品，称其能"主治五脏六腑寒热邪气，坚筋骨、长肌肉、倍力气、解毒"。现代医学则认为，甘草里含有甘草酸等有效成分，有保肝作用。它可通过改变细胞膜通透性阻止病毒进入肝细胞，达到抗病毒的作用。此外，它还能集中附着在肝细胞内抑制乙肝病毒，因此在乙肝的治疗中具有比较好的效果。

陆先生拿到这个妙方如获至宝，连连向我道谢。我提醒他，这个方子虽然简单方便，但不是喝上一天两天就能看到效果的，要长期饮用才行。如果长期服用甘草，则要注意它可能引起血压升高、身体水肿，所以，高血压、肾功能损害的患者最好不要用这个妙方。

那么高血压、肾功能不全的肝病患者，是不是就没有好的滋补方法了呢？泥鳅被誉为"水中人参"，有的人把它当作高级营养补品。中医认为，泥鳅性平，味甘，无毒，有调中益气、祛湿解毒、滋阴清热、通络益肾的功效，同时也是滋补保肝的佳品。陆先生肝不太好，除了喝甘草茶，也可以经常吃点泥鳅制品或喝泥鳅汤滋补，双管齐下，岂不更好。

陆先生回家去按照我说的，连续喝了两个月的甘草茶，还经常叫妻子买来泥鳅炖汤喝，人就不那么经常感到疲乏了，再到医院一查肝功能，指标有所好转。陆先生高兴极了，遇到病友就向他们推荐甘草和泥鳅。我提醒他，要想拥有一个健康的肝脏，在平时的生活中要多加注意，少吃肥厚油腻的东西，戒烟戒酒，保证充足睡眠。此外，肝胆与人的情志有密切关系，有"怒则伤肝"之说，所以保持乐观情绪，心胸开阔，也是预防肝病的一个重要方面。

红糖炒核桃，治疗胃痛效果好

●症　状
胃痛、泛酸、胀气、恶心。

●小妙方 1

核桃炒红糖。

●小妙方 2

豆腐鸡蛋。

现在的上班族工作紧张，生活节奏快，早上为了多睡会儿就省略掉了早餐，中午再吃些没营养的外卖，晚上回家又累得"半死不活"，随便吃点方便面对付。一到周末跟朋友出去狂欢，必定胡吃海喝一顿。如此饥一顿饱一顿，长此下去，铁打的胃也受不了。于是，胃疼、胀气、嗳气、反酸、恶心等毛病一起找上门来。

游小姐是个刚从学校毕业没多久的小姑娘，独自一人离家到北京工作。平时工作忙，一个人又不会做饭，经常三餐合并成两餐，有时候甚至忘记吃饭。渐渐地，她感觉胃部有些隐隐作痛，但也一直没当回事，认为过几天就好。结果这天，公司老总请客户吃饭，叫小游作陪，小游本来中午就没吃饭，晚上肚子空空，又喝了几杯酒，当晚回家就胃疼不止，直冒冷汗，这才捂着肚子赶紧来医院看病。

我一看这状况，赶紧让她去检查，还好，只是胃炎发作了，没有到溃疡和穿孔的程度。我让她先吃点止疼药，然后再慢慢调理。我提醒她，回家后要注意休息，饮食上以黏稠状米粥为主，少吃多餐，千万不能再饥一餐饱一顿，否则下次就没那么幸运了。接着，我告诉她两个治疗胃病的妙方，让她回家按照我说的服用，慢慢把胃的不良状态调理过来。

第一个妙方是核桃炒红糖。具体制作方法是，选取5～7个新鲜的核桃，砸去外壳取出仁，然后切碎，在砂锅内温火炒至淡黄色，再放入两茶匙的红糖炒拌几下即可出锅，趁热吃下去。日常可作为小零食服用。

中医认为核桃性温，味甘，无毒，有健胃补血的功效。唐代孟诜著《食疗本草》中记述，吃核桃仁可以开胃，通润血脉。红糖性温，味甘，入脾经，具有益气补血、健脾暖胃、缓急止痛的作用，《本草纲目》称其能温胃和中，能有效缓解胃痛。这两样东西，主要是以增强体质、暖胃补血为主，通过慢慢调理让胃恢复到健康状态，所以不是一两天就能见效，而要坚持服用才行。

第二个妙方是豆腐鸡蛋。制作方法是，取新鲜豆腐适量，洗干净的鸡蛋打散，再拌入豆腐调拌均匀烹炒，食用即可。

大家都知道，胃酸过多也是导致胃病的重要原因，这个妙方用鸡蛋是有道理的，因为鸡蛋含有丰富的纤维蛋白和钙质，对于中和胃酸、治疗胃痛等有奇效。这个方子一般一次就有效果，坚持服用一个星期，基本就能解决泛酸、胃痛、恶心等问题。

游小姐按照我说的，连吃了几天核桃红糖，胃痛程度果然减轻了，疼痛的频率也减少了。我提醒她，以后一定要养成健康的生活习惯，吃饭要定时定量，少吃辛辣、油炸、生冷食物，不然，即使这次胃病调理好了，以后还有可能卷土重来。

除了胃酸过多，幽门螺杆菌感染也是引起慢性胃病的常见原因。而现代中药研究发现，有多种中药对幽门螺杆菌有调理作用，尤其是黄连。但黄连最大的问题是泡水后喝起来太苦，很多人受不了这种苦味，幸好还有其他的选择，如甘草、蜂蜜，它们泡水喝的杀菌效力虽然没有黄连强，但是容易入口，坚持喝下去也能起到很好的调理效果。另外，多吃些花生红枣对胃也有很多好处，《本草纲目》记载"花生悦脾和胃、润肺化痰、滋养补气"，"红枣味甘、性温，能补中益气、养血生津，治疗脾胃不和"。

得了肾绞痛，按摩有奇效

●症　状

腰腹部突发剧烈、如刀绞样疼痛，阵阵加剧，痛感沿腰部蔓延到输尿管再到下腹部、腹股沟、大腿内侧，并向会阴部蔓延，疼痛可持续几分钟到几小时不等，并伴有恶心、呕吐、腹胀、大汗淋漓、面色苍白、辗转不安等症状，严重时可发生休克。

●小妙方

让患者采取俯卧的姿势，用右手拇指指腹按压患者疼痛一侧的肾俞穴，采用顺时针或逆时针的方向，对该穴进行旋转式按摩，按摩 1～2 分钟后，可在一定程度上缓解疼痛。

如果给疼痛打分，肾绞痛一定是高分，很多有过该病经历的患者都谈之色变。肾绞痛又称肾、输尿管绞痛，它并非一种独立的疾病，而是一种症状，大多是由某种病因使肾盂、输尿管平滑肌痉挛或管腔的急性部分梗阻所造成。

肾绞痛发作时没有前兆，多为突然发病，发病时疼痛剧烈，痛感沿腰部到输尿管再到下腹部、腹股沟、大腿内侧，并向会阴部蔓延，疼痛可持续几分钟到几小时不等，并伴有恶心、呕吐、腹胀、大汗淋漓、面色苍白、辗转不安等症状，严重时可发生休克，待痉挛或梗阻解除后，疼痛的症状会得到大幅缓解。

小张是一家公司的白领，下班之前准备去给领导汇报当天的工作。结果刚一起身，就觉得腰部传来一阵刀绞般的疼痛，一下子蹲在了地上，同事们一看他痛苦的样子，以为是阑尾炎发作，立刻将他送到了医院。经检查，小张得的是肾绞痛，给他打了一剂止痛针。但是钻心般的疼痛依然没有得到缓解，而小张除了觉得口干外没有任何效果。过了一会儿，医生又给他打了一针，但依然是没有作用。小张不得不留院观察，为了避免对医生的诊断产生误导，小张不能继续使用止痛药了，他心里是既痛苦又害怕，这噩梦般的痛苦到底怎样才能消失呢？

其实，小张这种情况也不是例外，有些肾绞痛患者对止痛剂的反应没有那么敏感，只能慢慢等药效发生作用。这时，按压肾俞穴也能起到一定的止痛效果。这种方法同样适用于患者急性发作，不能及时就医时的紧急治疗。

具体方法：

1. 取穴：肾俞穴位于腰部，在人体第 2、第 3 腰椎棘突之间，旁边 1.5 寸的地方，有左右两个穴点。

2. 让患者采取俯卧的姿势，用右手拇指指腹按压患者疼痛一侧的肾俞穴，采用顺时针或逆时针方向，在该穴进行旋转按摩，按摩 1~2 分钟后，可有效缓解疼痛。

除了这种方法外，还可以在肾绞痛一侧的腰部采用热敷的方法，譬如用热水袋、热毛巾等贴在腰部疼痛部位，温度以不烫伤皮肤为度，可以有效解除肾盂与输尿管的阵发性痉挛收缩，起到缓解疼痛的作用。另外，喝上几口热茶，对解除痉挛、缓解疼痛也有一定的疗效。

我给小张按压肾俞穴几分钟后，那恐怖的疼痛就逐渐缓解了，小张的脸色也恢复了正常。后来，他积极配合医生的治疗，很快就出院了。但值得注意的是，按摩只能起到暂时止痛的功效，还要配合医生查清病因，才能使疾病彻底根治。

肾结石疼痛，就用金钱草泡水喝

●症　状

肾部疼痛、血尿。

●小妙方1

大叶金钱草泡水，每天数次饮用。

●小妙方2

每天吃1粒钙片。

肾结石，顾名思义，就是肾脏里面长出了"石头"，即尿液中的晶体在肾脏中沉积、增长，大到一定程度，就会影响健康。在泌尿系统的各个器官中，肾脏是最容易形成结石的部位。每20个人中，就有1人可能会患肾结石。青壮年是肾结石高发人群，发病的年龄多为20～50岁，其中男性患者是女性患者的2～3倍。所以说，肾结石也是困扰现代都市上班族的一种常见疾病，肾部疼痛、血尿等肾结石的症状都让人痛苦不堪。

我有个同学石教授，近年来可是跟"石头"杠上了，先是几年前得了肾结石，做了碎石治疗，以为没事了，谁知道今年年初觉得肾部隐隐作痛，去医院一检查，结石又复发了，他忧心忡忡，不知道到底该拿结石怎么办？再去做碎石治疗，太痛苦，于是打电话问我中医是怎么治疗肾结石的。

我告诉他，肾结石，中医称为"砂淋"，治疗宜健脾温肾、壮阳化石、清利湿热、化瘀排石。现代医学多采用切开取石术，民间则多采用药物化石法，先化石再排石，不动手术化解，对较小的结石疗效很好。我为他推荐了一个简单的化石排石方子：用大叶金钱草 10 克沸水冲泡加盖，5 分钟后饮用，当汁液剩余 1/4 时再次加入沸水，一天多次冲泡饮用，饭后饮用效果更佳。

中医认为，金钱草性凉，味甘、微苦，入归肝、胆、肾、膀胱经，能利水通淋、清热解毒、散瘀消肿，主治肝胆及泌尿系结石。一项研究表明，70%～80%的肾结石是由于草酸钙的沉积引起的。而金钱草含有多种酮类成分，能使碱性尿液酸性化，起到溶石的作用，从而抑制草酸钙结晶的形成，让结石的颗粒变小甚至消失；其次它还能增加肾盂、输尿管内压，起到推石下移的作用。同时，金钱草具有显著的利尿作用，还能松弛、扩张膀胱、输尿管平滑肌，利于结石排出。这样一溶二推三排，细小的肾结石基本都被解决掉了。这个金钱草茶需要连续喝 2 个月以上，一直喝到症状缓解，去医院复查结石被排干净为止。

石教授按照我说的，喝了大概 3 个月的金钱草茶，再次复诊时，肾结石已经被排出体外了。高兴之余，我还是提醒石教授，约有 50％的肾结石患者在 10 年内会复发，其中，男性患者复发率高达 70％，因此结石的预防非常重要。

预防结石复发，首先要进行饮食调整。对于草酸钙结石的患者，应当减少容易产生草酸的食物的摄入，如菠菜、苋菜、空心菜、芥菜等。其次，还要多饮水。结石患者每天最好能饮用 4000 毫升以上液体，保持每天排出 1500 毫升以上的尿液，使尿液保持非常稀释的状态。饮水的种类以白开水、纯净水、矿泉水为主，淡茶水、橘汁与西瓜也是比较好的摄水方式。饮水一定要主动，在一天中饮水次数及数量要平均，不能一次性喝得太多，然后就不喝了。

石教授还问我，他早在两年前就查出有点骨质疏松，因为一直听人家说肾结石不能补钙，所以一直也没有吃钙片，但是最近小腿有些抽筋的现象，这可怎么办呢？我告诉他，这其实是一个误区，肾结石和吃钙片实际上并没有必然联系；相反，适当补钙还能预防肾结石呢。

前面我们说到过，70％～80％的肾结石都是由草酸钙构成的，此外磷酸钙也比较常见，不过磷酸钙一般都得和草酸钙一起才能形成结石。所以，预防肾结石，实际上就是预防草酸钙形成。草酸钙结石要在肾脏里生成，关键的因素并不是钙，而是草酸。只有在吸收了大量草酸的情况下，才容易出现草酸钙结石，否则体内的钙含量再多，也不会形成肾结石。

所以只要能减少体内的草酸，就能预防草酸钙结石，而吃钙片补钙就能达到这个目的。补钙可以阻挡草酸并排出体外，反之，如果体内缺钙，胃肠道里的草酸就会顺利被吸收。所以，石教授的这种情况是可以补钙的，只要注意在吃饭的同时吃一片钙片就可以了。

南瓜蔓泡水喝，排出胆结石不再痛

● 症　状

右上腹疼痛，疼痛程度依结石的大小而定，严重时会突然呈撕裂或烧热样疼痛，并且越来越强烈，并伴有发抖、发热、呕吐、恶心、黄疸等现象。

● 小妙方

取干南瓜蔓100克，如果用新鲜的，克数加倍。然后将其洗净切碎，放到热水瓶中，用开水浸泡，当水饮用。可以边喝边加水，尽量多喝，每天保证喝够1～2水瓶。

隔天换药重泡，这样连喝 4～5 天，开始排石。

随着人们生活水平的提高，吃穿不愁了，看见鸡鸭鱼肉也不新鲜了，本来以为可以好好享受生活了，却引来了很多"富贵病"，胆结石就是其中的一种。为什么要管胆结石叫"富贵病"呢？因为胆结石的发病原因主要有：喜欢吃甜食，造成胆汁内的胆固醇、胆汁酸、卵磷脂三者比例失调，胆固醇积累过多，形成结石；不运动、肥胖会引发胆结石；摄入脂肪类食物过多，使体内胆固醇和胆红素的含量增加，形成结石；长期情绪不佳。

胆结石的疼痛程度依结石的大小而定，严重时右上腹部会突然呈撕裂或烧灼样疼痛，并且越来越强烈，并伴有发抖、发热、呕吐、恶心、黄疸等现象，给患者带来极大的痛苦。如果结石较小，疼痛就没有那么明显，往往会当成胃炎而误诊。

曾经有一位患者在当地医院做了胆结石的取石手术，手术完成两个月之后，他去医院复查，结果又发现了小的结石，他非常震惊，又不想再继续手术，内心非常纠结。后来，他听说有不开刀就可以排石的方法，便赶紧来咨询。

我告诉他，如果是小的结石或者胆泥沉淀物，是可以不通过手术方法来治疗的。鉴于他做完手术后不久，我便向他推荐了一个绿色去除胆结石的方法：南瓜蔓泡水。

南瓜蔓又名南瓜须或南瓜曼，是南瓜茎上的卷须，生活在农村的人对它可能不会陌生，却很少有人知道它是治疗胆结石的良药。

操作方法：取干南瓜蔓100克，可以从中药店买到。如果用新鲜的，克数加倍，然后将其洗净切碎，放到热水杯中，用开水浸泡，当水饮用。可以边喝边加水，尽量多喝，每天保证喝够1～2水杯。隔天换药重泡，这样连喝4～5天，开始排石，出现混浊状尿，有时还伴有小的颗粒出现，说明身体内的结石有排出。

另外，在用南瓜蔓治疗期间，严格禁止吸烟喝酒和食用辛辣油腻的食物，尤其是肥猪油，否则不仅达不到治愈的效果，还会出现不良后果。那位患者尝试了这种方法以后，果然有些效果，再去复查的时候，连医生都啧啧称奇，这都是小小南瓜蔓的功劳。

我们在日常生活中也要预防胆结石，不能等有病了再去治病，而是要在平时防病。要做到：按时吃早饭，早上起来喝一杯水。因为长期空腹会导致胆汁分泌减少、胆汁酸下降，使胆汁中的胆固醇呈高饱和状态易于沉积，形成结石；控制糖分的摄入，以免使体内胰岛素分泌过多，形成胆固醇，引发结石；控制脂肪的摄入，以免血脂升高；节食减肥要适度，过度节食也会提高患胆结石的风险。

第六章

缓解肩背疼痛的小妙方

- ●按摩后溪穴，肩背疼痛说拜拜
- ●老年背痛用热敷，肩背就此变轻松
- ●按摩轻松缓解怀孕后背痛
- ●肩背疼痛何时了？坐在扶手椅上也能好
- ●功能锻炼，远离腰背僵痛
- ●椅上举重小妙招，肩部肌腱痛减轻
- ●练练五指爬墙操，五十肩疼痛轻松治

按摩后溪穴，肩背疼痛说拜拜

●症　状

久坐或姿势不良引起的肩膀酸痛、脊背发僵疼痛、腰直不起来、头晕眼花等症状。

●小妙方

将手握拳，找到位于掌指关节后、横纹尽头的后溪穴，用一手的拇指指尖抵住另一手的后溪穴，边按压边揉动，按摩3～5分钟，感到有酸痛感为佳。

对于办公室一族来说，最亲密的朋友就非电脑莫属了。每天一走到办公室，第一件事就是坐在椅子上打开电脑，稍不留神，一天就这么过去了，连姿势都不换一下。有的人甚至换上了电脑强迫症，每天即使已经很累了，还是不停地在刷网页。久而久之，不止是蹉跎光阴，还牺牲了自己的健康。很多人因此患上了电脑综合征：肩膀酸痛、脊背发僵疼痛、腰直不起来、头晕眼花，人也没有精神，就算是做了全身按摩，也只是当时见效，没过一天就旧病复发。时间长了，关节炎、颈椎病就找上门来了。

有人说这是办公室亚健康，多活动活动就好了，其实则不然。对于上班族来说，除了每天久坐外，坐姿不正确、在办公室吹空调和吹电扇等也会导致肩背疼痛，活动只能起到预防作用，而不能解决根本问题。

朋友王娜是一名网站编辑，每天都离不开电脑，平常大家工作都忙，也不经常联系。本来想放假出来聚一聚，结果她却失约了，一问才知道她生病了。我赶紧前去探病，等我赶到时，她正躺在床上唉声叹气：本想休息一天就去上班的，结果人一懈怠，背痛反倒严重了，站着也疼，坐着也疼，连觉都睡不好。

看着她焦急的样子，我拿起她的一只手，找到了手上的后溪穴，用力按压起来。她刚开始喊痛，但不一会儿就觉得有股暖气流到了背部，原来那种僵硬酸痛的感觉立刻缓解了不少。她惊喜地大叫，这是什么穴位？怎么会有这么神奇的功效？

后溪穴是人体八脉交会之一，通于督脉，办公室一族之所以背痛频发，就是因为人在伏案工作或操作电脑时，会上身前倾，久而久之就使背上的督脉受到了压抑，而督脉主一身之阳，人身上的阳气被压制，邪气侵入，人就会生病。而按压后溪穴可以将被压抑的督脉解放出来，使身体中的阳气上升，邪气下降，自然就舒服了一些。这个按摩方法简单方便，随时随地都能操作，是每个久坐一族都应掌握的护身法宝。

具体操作方法：

1. 取穴：将自己的手掌展开，可以看到手中有三条主线，找到最上面一条，一般我们称之为"感情线"，然后双手握拳，在这个感情线的末端可以看到一个突起处，这里就是后溪穴。

2. 按摩时，可以用一手的拇指指尖抵住另一手的后溪穴，边按压边揉动，按摩 3～5 分钟，感到有酸痛感为佳。如果你正坐在电脑旁边，也可以将双手的后溪穴抵在桌沿上，用手腕关节带动双手，在桌沿上来回地滚动，也可以起到按摩的作用。

果然，在她按摩后溪穴一周后，肩背疼痛的毛病就彻底消失了，一直没有再犯过，人也比以前精神多了。我还告诉王娜，只要在生活中养成每天按摩后溪穴的习惯，不仅可以缓解背痛，预防颈椎病的发生，还能起到壮阳气、调节视力、矫正颈椎的作用，对身体有很大的好处。但同时也要加强体育锻炼，避免过度疲劳，多吃一些豆类、禽类、瘦肉、虾米、菌类、水果等能增加肌肉弹性的食物，才能彻底和肩背疼痛说"拜拜"。

老年背痛用热敷，肩背就此变轻松

● 症 状

老年人因过度疲劳或扭伤引起的肩背酸痛、僵直。

●小妙方

取粗海盐 500 克，放在锅内用急火干炒 5 分钟，炒至发黄发热后，再加入两片鲜姜片，一起用棉布包好，用这个棉布包在背上酸痛处熨烫，以皮肤感到热不感到烫为佳，每次 20 分钟，每天 2～3 次。

人的身体就像一架制作精良的机器，时间长了，就难免出现这儿痛、那儿痛的小毛病。尤其是上了年纪的人，即使没有生什么病，腰酸背痛也是常有的事；有些人买各种保健品来吃，结果补了半天也没什么效果；还有的老年人认为肩背疼痛是人衰老的正常表现，不用大惊小怪，只是一味地忍受。其实，这两种对待疾病的态度都是不正确的。

虽然腰背疼痛是老年人的常见疼痛，但如果不采取正确的治疗手段，可能会诱发其他疾病。如果确诊没有其他严重病变，老人们也不用强忍着疼痛，有时一个小妙方就能使肩背疼痛得到舒缓。

小梅最近刚生了小宝宝，正赶上老公有紧急事务要出差，情急之下，小梅把母亲张姨请过来伺候月子。安顿完丈母娘后，小梅的老公就安心地公干去了，结果孩子的满月还没到，张姨倒先倒下了，腰酸背痛，都直不起腰来，加上小梅又出不了门，赶紧打电话向我求救。

一番检查之后，我发现张姨也没什么大事，一是因为"水土不服"，饮食不规律；二是因为过度劳累，平时老抱着孩子，造成肩背压力过大，诱发背部旧疾，引起肩背疼痛。张姨暗暗自责，本来是来给孩子们帮忙的，现在反倒成了累赘，心里很不是滋味。我告诉张姨，有个小妙方可以帮她快速缓解背部疼痛，此法叫"生姜热敷法"。

在中医里，生姜味辛性温，是人体的保护神，有散寒发汗、化痰止咳、和胃、止呕等多种功效，我们平常着凉感冒了，也经常用生姜红糖水来驱除寒气。操作方法是：取一大块生姜，拍碎后放在水中熬煮，等水凉至50℃左右时，取两块干净的毛巾，趁热在生姜水中浸泡拧干，交替敷在背部酸痛处，每次约20分钟，每天2～3次。

另外，如果家中有条件，还可用一种"粗盐热敷法"，方法也很简单：取粗海盐500克，放在锅内用急火干炒5分钟，炒至发黄发热后，再加入两片鲜姜片，一起用棉布包好，将棉布包在背上酸痛处熨烫，以皮肤感到热不感到烫为佳，同样每次20分钟，每天2～3次。

这两种热敷法对老年肩背疼痛非常有效，可以使肩背局部肌肉松弛，扩张血管，达到消炎、镇痛的作用。但是月经期妇女、孕妇、皮肤过敏者、皮炎、肿瘤、心肾功能不全者慎用此方。我用这个方法帮张姨热敷后，她立刻感到肩背轻松了很多，再也不那么僵硬了。

除此之外，我还告诉张姨，晚上睡觉时最好选硬板床，可以让腰部伸直，放松腰肌；平时除了热敷以外，还可以将双手搓热，沿着腰部上下左右按摩揉搓，或轻轻用拳头捶打腰部，可以加速腰部的血液循环，促进新陈代谢；提重物的时候要量力而行，避免过度劳累；平常多吃一些含钙食物，如豆腐、虾皮、骨头汤、排骨等。

按摩轻松缓解怀孕后背痛

● 症　状

因怀孕引起的背部肌肉疼痛。

● 小妙方

1. 孕妇全身放松，保持侧卧的姿势，按摩者立于孕妇的背侧端，搓热双手，用双手手掌的掌根在孕妇脊柱两侧肌肉上以圆周状按揉，一直到臀部为止，如此反复操作 6 次，再用双手的手掌左右交替摩擦孕妇的大椎穴 20 次。

2. 按摩者搓热双手，用双手拇指从孕妇腰围部位沿着背阔肌的外侧边缘向上做旋转按摩，直至按摩到双肩部位，反复按压 4 次。接着，按摩者双手五指张开，从孕妇腰部滑动到双肩部位，反复 3 次。

都说怀孕时的女人最漂亮，但怀孕时的女人也是最辛苦的。怀胎十月，一朝分娩，其中的酸甜苦辣只有自己清楚。而这些准妈妈们不仅要面对新生命来临时身体和心理上的变化，还会迎来身体上的不适和疼痛。

对于怀孕中后期的妈妈们来说，有很多人反映自己有背痛的问题，而且她们大多数认为这是怀孕时期正常的生理反应，所以就默默忍受，其实这是不正确的。孕妇之所以会比平常人更容易感受到背部肌肉疼痛，主要有以下几点原因：

1. 孕妇在妊娠期间双乳的重量增加，背部的负担加重。

2. 女性在妊娠期间静脉回流较差，如果长时期保持同一姿势，会造成背部肌肉血液循环不畅，无法排出代谢物，引发疼痛。

3. 孕妇过度劳累或运动姿势不正确，引发背部疼痛。

4. 孕妇腹中的胎儿在生长时，需要占用孕妇更多的腹部空间，孕妇的下背部就必须承担更重的压力来维持身体平衡。

曾经有过背痛史或从事长时间固定姿势工作的准妈妈们，就更应该对此高度注意。

小樱怀孕 30 周零两天，由于她体质比较虚弱，因此对这个孩子特别小心。但越是小心，反而越出事儿。最近这几天，她总感到自己的背部酸疼，尤其是挨着脊椎的地方，有种肌肉拉伤的感觉，特别难受，晚上根本就睡不着觉，白天也特别没精神。几天下去，人就憔悴了，家里人一看着急了，赶紧将她送到了医院。

经检查，小樱和胎儿的健康状况都不错，只是由于她太过小心，不注意运动，才造成背部疼痛。为了缓解小樱的疼痛，我给她示范了一套按摩背部的方法，平常可以由家人代为按摩，效果非常好。

具体操作方法：

1. 取穴：大椎穴位于人体后正中线上，第 7 颈椎棘突下凹陷中。寻找时可以让患者低下头，按压患者颈椎附近的脊柱，最低点就为大椎穴。

2. 孕妇全身放松，保持侧卧的姿势，按摩者立于孕妇的背侧端，搓热双手，用双手手掌的掌根在孕妇脊柱两侧肌肉上以圆周状按揉，一直到臀部为止，如此反复操作 6 次，再用双手的手掌左右交替摩擦孕妇的大椎穴 20 次。

3. 按摩者将双手搓热，用双手的拇指指腹从孕妇腰围部位沿着背阔肌的外侧边缘向上做圆周状按摩，直到双肩部位，反复 4 次。接着，按摩者双手五指张开，从孕妇腰部滑动到双肩部位，反复 3 次。

注意，在按摩的过程中，要对按住的肌肉施加一定的压力，只在皮肤表面摩擦是起不到按摩效果的。

另外，为了减轻腹部对背部的压力，孕妇可以准备一个托腹带，白天穿上活动，晚上睡觉的时候再脱下来，可以大大分担腰背部的负担；晚上睡觉的时候，孕妇侧躺时，在腰部下面垫一个楔形的枕头以缓解背部疼痛。总之，怀孕是一个幸福的过程，孕妇应竭力使自己保持一个舒适的状态，对胎儿成长也大有好处。

不过，最后还要提醒一点，引起背部疼痛的原因有很多，不要以为是在孕期就简单地诊断为孕期正常反应。如果长时间剧烈背痛，应赶紧到医院就诊，看是否由其他病变所引起，以免延误病情。

肩背疼痛何时了？坐在扶手椅上也能好

● 症　状

因背包过重或背包姿势不正确而造成的肩颈臂部受损，引发肩背疼痛，甚至会因肩背部肌肉长期受到压迫，而造成肌肉拉伤。

● 小妙方

选择一个结实的扶手椅子，保持上身端正，正坐在椅子中间。吸气，右手从身体前侧伸向左侧扶手并紧握，左手在身后紧握右侧扶手，双手用力，使身体尽量向左边扭转，保持动作几秒后放松，然后以同样的步骤换另一侧做。

英国的《每日邮报》曾经刊登过一份来自英国颈椎治疗协会的调查报告，报告中称：在英国，男性平均的背包重量是 6 千克，女性平均的背包重量是 2.5 千克，而 3～4 千克的背包重量对人肩背部的压力，就相当于长期使用电脑或运动性损伤所造成的肌肉紧张度。如果人体的负担超过了自身重量的 10%～15%，还会引起上身各部位肌肉的疼痛。

在中国，这种由美丽带来的痛苦也困扰着无数爱美女性，尤其最近几年，时装界开始流行将装饰性提包和实用性公文包结合起来的趋势，女人的包包也变得越来越大，越来越重，甚至有超过一半的女性都忍受着背包所带来的肩背疼痛。由于背包过重，长时间背在一边会使脖子不自觉地倾向一边，有重物的一侧肩膀上耸，造成一边肌肉拉伸，一边肌肉紧缩的不平衡现象，甚至会因肩背部肌肉长期受到压迫而造成肌肉拉伤。

在日常的接诊过程中，经常能碰到因背包过重，或背包姿势不正确而造成的肩颈臂部肌肉受损者，有些还是正在发育中的青少年，实在令人痛心。

晶晶是一名广告公司的营销策划，平时打扮时尚前卫，常常走在流行的前端。最近因为流行"森女风"，她也赶时髦买了一个很大的单肩包，看上去颇有民族风情。但是漂亮归漂亮，工作也得好好做，有时开会、见客户需要的文件资料甚至笔记本电脑，都被她塞进那个大包里，带着四处跑。由于她肩部比较窄，背包的背带总是向下滑，为了防止背包掉下去，她总会不自觉地抬高肩膀，时间长了，她就开始感到肩背酸痛，浑身不舒服。

到医院一检查，才知道竟是背包惹的祸。由于长期使用单肩包，她的肩背部肌肉时常处于收缩状态，从而引发肩背部肌肉痉挛、劳损，幸亏发现及时，否则还会造成高低肩、驼背等严重后果。所以，对于所有爱美的女性来说，一定要记住：拥有一个好的脊椎比拥有一个漂亮的背包重要得多。在这里我教给大家一个小妙招，叫"椅上转体式"，不仅可以缓解肩背疼痛，还能消除腰部赘肉，工作累了做一做，可以让全身都充满活力。

具体操作方法：

1. 选择一个结实的扶手椅子，保持上身端正，正坐在椅子中间。

2. 吸气，右手从身体前侧伸向左侧扶手并紧握，左手在身后紧握右侧扶手，双手用力，使身体尽量向左边扭转，保持此动作几秒钟后放松。然后以同样的步骤换另一侧做。

注意在做的过程中，保持腰部放松，下肢保持不动。

另外，女性在背包的时候，要学会给自己"减负"，减轻背包重量，或者选择双肩背包出行，使双肩受力平衡，减少对健康的损害。如果一定要背单肩包，不妨选择用手拎的方法，并且时常换换手，或买包的时候选择背带较宽的设计，减小背包对肩部的压强。千万不能过于追求时尚而赔上了健康。

晶晶听了以后，也感到后怕，马上采取了积极的改正措施，害人的背包也被束之高阁，经过一段时间的调整，她的背痛也慢慢消失了。如果出现肩背部持续性疼痛，休息后也得不到缓解，一定要到正规医院进行诊断，千万不要盲目胡乱治疗，以免延误病情。

功能锻炼，远离腰背僵痛

● 症 状

持续 3 个月以上的腰背疼痛、脊柱功能活动受限，休息后没有缓解。发病中期可发展到腰背、下肢关节疼痛明显，久坐或久立后腰背发僵，严重时脊柱活动严重受限，出现脊柱强直、变形等症状。

● 小妙方

患者采取仰卧姿势，全身放松，双脚并拢，脚尖向上，将双手放在身体的两侧。然后深吸一口气，同时将腰部、臀部向上拱起，坚持几秒后，呼气，同时将腰部、臀部放下。重复 10 次，每天坚持。

强直性脊柱炎是一种系统性自身免疫性疾病，因为其发病痛苦且目前还没有完全根治的方法，所以又被称为"不死的癌症"，让人闻之色变。强直性脊柱炎发病的早期表现为：

1. 出现不明原因的持续 3 个月以上的腰背疼痛、脊柱功能活动受限，休息后没有缓解。

2. 出现不明原因的、反复发作的膝关节、踝关节肿痛、关节积液。

3. 在无明显外伤或劳损史的情况下，出现频繁的双侧臀部及髋关节疼痛。

4. 在无明显外伤史的情况下，出现频繁的单侧或双侧坐骨神经痛。

5. 出现反复发作的跟骨结节肿痛或足跟痛。

6. 出现反复发作的虹膜炎。

如果身体上有其中一种症状出现，就可以怀疑是强直性脊柱炎的症状，应立刻到医院就诊，查出病因。但大家也不必过于紧张，虽然以现阶段的医疗手段还不能彻底治愈该病，但是早期和分期的强直性脊柱炎患者，只要坚持检查和治疗，也可以达到临床治愈的效果，使病情不再发展。所以，早期的预防和治疗至关重要。

下面我就介绍一种简单的针对强直性脊柱炎功能锻炼方法，长期坚持，有预防脊柱畸形、缓解疼痛的作用，尤其对于预防和治疗早期强直性脊柱炎效果奇佳。

具体方法：

患者采取仰卧姿势，全身放松，双脚并拢，脚尖向上，将双手放在身体的两侧。然后深吸一口气，同时将腰部、臀部向上拱起，坚持几秒后，呼气，同时将腰部、臀部放下。这样重复 10 次，每天坚持。

一台机器如果不用就会生锈，我们的身体同样如此，对于很多强直性脊柱炎患者来说，功能锻炼就是免费的良药，但值得注意的是，如果正处在病情的发展期，千万不要进行功能锻炼，否则不仅不能使病情好转，还会加速病情恶化，必须要在病情的恢复期进行。

另外，强直性脊柱炎患者在生活中还要注意：不要长时间保持一种姿势，坐时间长了，可以将腰背紧贴在椅背上休息；多睡硬板床，晨起或睡前可俯卧 5～30 分钟；平时多做做深呼吸和扩胸运动，尽量避免接触冷水等；还要保持心情愉快，早睡早起。只要在生活中从每件小事做起，培养良好的生活习惯，强直性脊柱炎就不会找上门来了。

椅上举重小妙招，肩部肌腱痛减轻

● 症 状

根据受伤肌腱的不同位置，肩膀疼痛可出现在肩膀前方、肩膀侧面或者肩膀后侧，还有的患者会因为疼痛或肌腱完全断裂，而出现手臂举不起来的症状。

●小妙方

患者采取正坐的姿势，坐在椅前的三分之一处，双手各拿重量相等的书或矿泉水，双手自然下垂；深呼吸，身体上部慢慢向前，上身贴近大腿，手臂自然放松、伸直，注意不要低头，眼睛看地板；吸气，手臂慢慢向后、伸直，向后上方高举到最大限度，保持这个姿势以手臂感到疲劳为止。吐气，手臂慢慢放下，最后吸气还原。

在人体部位当中，肩部是我们身体中最脆弱的区域之一，一不小心就会造成损伤。而对于运动员，尤其是游泳、棒球、高尔夫球运动员，或从事其他手高于头的投掷运动项目运动员来说，肩部损伤更是家常便饭，其中最常见的一种肩部损伤就是"肩部肌腱炎"。其他如健身教练、老师或者肩部受过损伤的人，也是肩部肌腱炎的高发人群。

肩部肌腱炎的主要症状是肩膀疼痛。根据受伤肌腱的不同位置，疼痛可出现在肩膀前方、肩膀侧面或者肩膀后侧，还有的患者会因为疼痛或肌腱完全断裂而出现手臂举不起来的症状。

王勇是一名业余健美运动员，两个月前他为了参加一场健美比赛而训练过度，导致双肩受伤。但为了不影响其他队员的团体成绩，他坚持参加了比赛。现在比赛已经结束两个月了，他的肩膀却始终没有见好，晚上怕风、疼痛不能转侧，医生说是"肩肌腱炎"，让他休息静养。眼看着健美的肌肉一天天萎缩，辛苦的劳动化为乌有，王勇心里非常着急。

我告诉王勇，他"恨病"的心情我可以理解，但是对于肌腱炎患者来说，最重要的就是保持适当的休息，不可操之过急。但是可以自己进行一些康复训练，如我下面要介绍的"椅上举重式"练习，不仅对痊愈有帮助，还可以去除手臂多余脂肪，保持肌肉线条。

具体方法：

1. 患者采取正坐的姿势，坐在椅前的1/3处，双手各拿重量相等的书或矿泉水，双手自然下垂。

2. 深呼吸，身体上部慢慢向前，上身贴近大腿，注意不要低头，眼睛看地板。

3. 吸气，手臂慢慢向后、伸直，向后上方高举到最大限度，保持这个姿势到手臂感到疲劳为止。然后吐气，手臂慢慢放下，最后吸气还原。

注意在训练过程中，手上所拿物品不能过重，动作要配合呼吸同步进行。

从医院回去，在家进行康复锻炼一个月后，王勇终于康复归队。这次不仅肩膀恢复了健康，连肌肉线条都比以前更加优美了，还在市里的比赛中拿了第一名的好成绩，队友们都说他这是因祸得福。

但是，这种"福"并不是每个人都能消受的起的，我们一定要在日常生活中做好防护工作，预防肩肌腱炎的发生。例如，尽量避免提过重物品；从事运动前要做好热身运动，量力而行；如果从事长时间高举手臂的工作要注意休息；如果是上了年纪的人，更要在日常生活中多注意，晒衣服时的衣杆最好与眼睛的水平高度相当，不要长时间进行擦窗户、拖地等肩部运动。千万不要小看这些生活细节，否则等出了事再后悔就来不及了。

练练五指爬墙操，五十肩疼痛轻松治

●症 状

肩部疼痛，肩关节不能自主和被动活动。早期是时痛时轻的阵发性疼痛，天气不好或劳累后疼痛加剧，逐渐发展到持续性疼痛，晚间加重，影响睡眠。肩部受到牵拉时可引起剧烈疼痛。

●小妙方

患者面对墙壁站立，将患病一侧的手指抵在墙上，用手指慢慢沿着墙面向上慢慢爬动，使上肢尽量举高，直到极限为止；患者侧对墙壁，将患病侧手臂展开，手心面对墙壁，将患病侧手指沿着墙面向上慢慢爬动，使上肢尽量举高，直到极限为止。

我们在生活中经常会听到一个名词，叫"五十肩"，说人一到了五十岁，就容易诱发各种肩部疾病，需要特别小心。但是随着现代社会的发展，各种原来的老年病也开始向低龄发展，"五十肩"也变成了"四十肩"或"三十肩"。

在西医里，"五十肩"有个专有名词，叫"冻结肩"，中医叫"漏肩风"，是一种以肩关节疼痛和功能障碍为主要特点的肩部疾病，一般在五十岁左右发病，所以又叫"五十肩"。其发病原因主要是由于肩部肌腱、韧带在长期的活动中发生劳损而变形，引发肌腱、关节囊的炎性改变，加上得不到及时的治疗，关节囊发生粘连甚至钙化的现象，使肩关节活动的角度越来越小，严重时导致肩关节活动功能丧失，绝对不能掉以轻心。

早期的"五十肩"症状主要以肩部时痛时轻的阵发性疼痛为主，天气变化或劳动后疼痛加剧，后期可发展到肩部持续性疼痛，夜间疼痛加剧，不能向患病侧躺卧，甚至连梳头、穿衣等日常活动都难以完成，给患者的生活造成了很大的痛苦。

　　我前几天收到一位王女士发来的电子邮件，称自己患上了"五十肩"，起初只是以为肩膀受风，养段时间就好了，结果越来越痛，肩膀感觉像生了锈一样抬不起来，发病处红肿疼痛，连自己的内衣都扣不上，有时疼得一晚上都睡不着觉，而且晚上疼痛加重，去医院看了以后，医生说没有快速见效的办法，只是开了一些止痛的药片。

　　其实，我完全能够理解这位女士患病的心情，因为常年操持家务，肩部受损，中年妇女便成为"五十肩"的高发群体，在本该享受生活的时候，又受到了病痛的折磨，实在是不公平。虽然"五十肩"是一种自愈性疾病，但时好时坏的症状不管是对病人的心理还是生理上都是一种很大的折磨。可以用下面小妙方，叫"五指爬墙操"。

　　具体方法：

　　1. 患者面对墙壁站立，将患病一侧的手指抵在墙上，用手指慢慢沿着墙面向上慢慢爬动，使上肢尽量举高，直到极限为止，然后在墙上做一个记号，再让手指向下慢慢原路返回，这样反复进行，每次都争取超过上次的标记。

　　2. 患者侧对墙壁，将患病侧手臂展开，手心面对墙壁，将患病侧手指沿着墙面向上慢慢爬动，使上肢尽量举高，直到极限为止，再慢慢原路返回，逐渐增加高度。

　　注意在做这套操的时候，贵在坚持，不能急于求成，将手臂收回的时候不能一下子就拉下来，而要缓缓地原路返回，这样每天坚持，即可治愈"五十肩"。

　　过了两个月，王女士又发来了一封邮件，说自己在坚持做了这套"五指爬墙操"后，肩部疼痛的症状已经明显减轻，肩部的活动范围也渐渐扩大了，现在每天在墙边做做操，都成了自己的一个习惯，相信不久之后，这个烦人的"五十肩"就再也不会出现了。我在为她高兴的同时，也提醒她，即使病情好转也不能太多劳累，治疗期间要注意肩部保暖，避免负重，如果出现肩部明显剧烈疼痛，要及时到医院请医生确诊。身体健康了，才能度过一个安详快乐的晚年生活，难道不是吗？

第七章

缓解腰部疼痛的小妙方

- ●黄豆煮米酒，腰肌疼痛不再愁
- ●辣椒花椒来热敷，腰椎间盘突出不再疼
- ●快速缓解腰背痛，用力揉按委中穴
- ●不慎闪腰不要慌，护理得当止痛快
- ●风湿病发作全身痛，快用生姜棉花做腰带
- ●腰部疼痛怕弯腰，运动疗法来帮忙
- ●孕期腰痛需谨慎，巧用坐垫效果好

黄豆煮米酒，腰肌疼痛不再愁

● 症　状

腰肌劳损，腰部疼痛。

● 小妙方 1

将食盐炒热后用布包起来，每晚睡前敷在患处，每次30 分钟。

● 小妙方 2

黄豆 150 克，米酒 300 毫升，将黄豆炒热，倒入米酒，加少许水煮成一碗汁液，一次喝完。每天 1 次，一周左右就有明显效果。

● 小妙方 3

将一把韭菜根洗净，加 2 碗水，用小火熬成一碗水，然后加入冰糖调匀，等温热后一次喝完，同样也是每天 1 次，连续喝半个月。

腰肌劳损，顾名思义，是因腰部的过度劳累损伤而造成的反复发作的疼痛，这种疼痛在劳累后加重，休息后缓解，是一种常见的腰部疾病。现代人工作生活压力大，长时间保持一个坐姿，或弯腰劳动，都会导致腰部肌肉损伤；另外，还有些人平日贪凉，使冷风侵袭腰部也会导致腰部肌肉发生水肿、局部充血以及慢性无菌性炎症等。这些损伤如果不注意调养，就会反复发作，令人痛苦不堪。

米小姐是一位银行柜员，平时上班就是坐着，很少站起来活动一下。而且到了周末，为了展现自己的好身材，也经常穿着露脐装去逛街。有一次，她从一家冷气很足的大商场逛完回家后，觉得腰部隐隐作痛，睡了一觉后感觉没什么事，但是上班后才坐了半小时，就感觉腰部肌肉酸痛，起来活动一下会有些好转，但是忙碌起来的时候，一两个小时都不能停歇，腰痛就会加剧，工作一天下来，感觉腰都快要断了。于是米小姐赶紧来到医院看病。

听完米小姐的讲述，我判断她是患上了腰肌劳损，我先告诉她一个缓解腰部疼痛的外敷方子：将食盐炒热后用布包起来，每晚睡前敷在患处，每次30分钟。食盐具有清热解毒、凉血润燥的功能，能软化体内酸性肿块，且有止痛的作用，中医很早就用食盐作为杀菌消炎的外用药，《医林纂要》称其能"活血祛瘀"。

外敷止痛，内服则治本。我接着给她开了一副内服的方子：黄豆150克，米酒300毫升，将黄豆炒热，倒入米酒，加少许水煮成一碗汁液，一次喝完。每天1次，一周左右就有明显效果。普通米酒超市就有售，瓶装碗装的都可以。如果是自己酿的干米酒，则需要加300毫升水煮才行。

　　中医认为，黄豆味甘，性平，具有健脾宽中、润燥消水、消炎解毒、排脓止痛、益气的功效，《日用本草》称其能"治肿毒"。现代医学认为，黄豆含有丰富的蛋白质和多种人体必需的氨基酸，还有大豆皂苷，这些营养物质可以提高人体的免疫力；米酒又称酒酿，中医认为其性温，可以活血补气，散结消乳，《本草纲目拾遗》中称其能"行血易髓脉"。现代医学发现，米酒含有多种维生素、葡萄糖、氨基酸等营养成分，饮后可以治疗风湿性关节炎、腰酸背痛及手足麻木等疾病。黄豆和米酒配在一起，最主要的功效就是活血化瘀、补气养血，让腰部的肌肉舒展，血液畅通，疼痛自然就好了。

　　我还提醒米小姐，平时上班一定要保持正确的坐姿，腰背要挺直，不要扭曲，每过半小时就起身活动一下，如果条件不允许，也最好能伸展一下腰背，放松一下腰部肌肉，减轻劳累。同时，尽量少穿短装，尤其是在冷气比较足的室内场所，受凉很容易导致腰痛。

　　米小姐按照我的方法治疗，才过一个星期，腰痛就得到了明显缓解。米小姐说许多同事都有类似的腰痛问题，也想采用我所说的办法，但有一个女同事对酒精过敏，一点米酒都不能沾，问我还有没有其他方法。我告诉她，韭菜根熬冰糖也有同样的效果。将一把韭菜根洗净，加 2 碗水，用小火熬成一碗水，然后加入冰糖调匀，等温热后一次喝完，同样也是每天1次，连续喝半个月，就能起到缓解腰痛的作用。中医认为韭菜能温阳补虚，行气理血。民间常用韭菜治疗身体虚弱、跌打刀伤肿痛。《本草拾遗》称其能调和脏腑，治"腹冷痛"，而韭菜根温中行气散瘀的效果比韭菜叶更强。

经过一段时间的治疗，米小姐的腰肌劳损基本得以缓解，但是她的工作性质决定了她每天必须久坐，我建议她买一个护腰垫，起到一个支撑和定型的作用，减轻腰部的压力，矫正不良坐姿。如果再次出现轻微的腰部酸痛，可以采用食盐热敷法来缓解，不要等到已经很严重了再去想办法。

辣椒花椒来热敷，腰椎间盘突出不再疼

● 症 状

腰椎间盘突出。

● 小妙方

将1000克沙子、100克干辣椒、100克花椒、100克生姜切片、250克粗盐混在一起放在铁锅里面炒，以不烫伤皮肤为度，炒热后装在一个自制的布袋子里面，然后躺在床上，把缝好的布袋子放在腰部垫着进行热敷。

出门开车，上班久坐，晚上还网游，现代人坐着的时间越来越多，而锻炼的时间却越来越少，这一多一少，使得很多人过早地出现腰肌劳损和腰椎老化，这就是腰椎间盘突出症患病率越来越高和患病人群越来越年轻化的主要原因。

得了腰椎间盘突出的患者不管是走路还是弯腰都会感到疼痛，很多人遇到这种情况就吓坏了，认为只有去医院治疗才放心。其实只要到医院明确诊断后，病情不是特别严重的话，完全可以自己治疗，一粒药都不用吃，一次针也不用打。

具体方法：

将 1000 克沙子、100 克干辣椒、100 克花椒、100 克生姜切片、250 克粗盐混在一起放在铁锅里面炒，以不烫伤皮肤为度，炒热后装在一个自制的布袋子里面，布袋子一定不要漏沙子，可选择那些做工比较细腻的布来制作布袋子。然后躺在床上，把缝好的布袋子放在腰部垫着进行热敷。

在这里需要你注意的是，要把布袋子的厚度调到最佳的位置，以自己感到舒服为止，而且还要保证不让腰椎处于弯曲的状态以免加重腰椎间盘突出。另外，布袋子也不能太热，否则会把皮肤烫伤了，你感觉暖烘烘的就可以了，如果觉得有点烫，可以加一两层毛巾垫着以隔热。

如果找不到沙子怎么办，别着急，可以用黄豆来代替，粗盐没有的话也可以用我们天天都吃的食盐来代替。之所以会选择沙子、黄豆，还有盐这类东西，是它们可以让热量保持的时间更长一些，加上布袋和毛巾的包裹，就可以让热量持续地传导到体内。这个布袋子有点像枕头，而且是放在腰部的，所以我们叫它腰枕。

腰枕的热量不仅可以加速人体局部的血液循环，而且还能将炎性致痛物质运走，从而加快局部的新陈代谢。腰椎间盘突出发病的时候，病人都会感觉腰部的肌肉紧绷绷的，这是因为腰部肌肉出现了反射性的痉挛和收缩。用腰枕热敷的目的就是让紧张的肌肉放松下来。

那为什么会用到干辣椒呢？因为干辣椒富含辣椒素，辣椒素可以消炎止痛，而花椒也具有同样的作用，可以消炎止痛。另外，虽然生姜消炎止痛的作用不够明显，但是它能加快血液循环，一样可以加快病情的恢复。这时候有人就有疑惑了，这几种药物并没有直接接触皮肤，怎么会起作用呢？其实，这些药的有效成分之一是一种挥发油，挥发油具有穿透性，它可以穿过布袋和毛巾作用于皮肤。

你可以每天热敷腰部一次，每次半小时左右，如果你的腰椎间盘突出症不是特别严重，敷两次就可见效，一个星期左右就可以好转。这个方法对于腰肌劳损的患者也同样有效。其实腰椎间盘突出很多不用手术就可以治好，特别是那些年龄不大、初次患病且病情没那么严重的患者，都可以用这个方法来治疗。还有一点要提醒的是，在这个过程中，一定要保护好腰部，别让这个部位受寒、受潮，否则会加重病情。你可以选择一个保暖、透气性好的"护腰"来保护腰部。

有个小品非常搞笑，说："很多人成绩不突出，业绩不突出，腰椎间盘突出。"这就说明了腰椎间盘突出症很是普遍，为了远离这个病症，我们平时要多注意自己的生活习惯，多做做运动，别老坐着，找个空闲，站起来走走。

快速缓解腰背痛，用力揉按委中穴

●症　状

腰痛、背痛。

●小妙方

按揉委中穴，如果腰痛得弯不下可以按揉太冲穴。

委中穴隶属足太阳膀胱经。"委"是弯曲的意思，委中穴在膝弯的正中，也因此而得名。中医一直有"腰背委中求"的说法，也就是说，委中穴虽然在腿上，但是治疗起腰背上的疼痛，那可是当仁不让。

治疗腰痛有妙法

现在有很多人腰痛、背痛，特别是在办公室工作的人。小赵从事编辑工作，她说后背和腰部总是很酸痛。为了能缓解病痛，她还专门买了个背背佳，认为这样能缓解腰部不适，但是戴了很长时间，效果不是很明显。她问我有什么妙招能为她解除痛苦。

其实像小赵这种情况的人有很多，坐办公室的人座椅不合适或座椅与办公桌的高度比例不协调、本身的坐姿不良或不良姿势过久、缺乏腰背部的锻炼等，都可引发腰痛。在中医看来，腰痛是肾脏病的常见症状之一。中医认为"腰为肾之府"，说明腰痛与肾脏的关系非常密切。古代文献中"腰者，肾之府，转摇不能，肾将备矣"，指出了肾虚腰痛的特点。

穴位按摩

针对各种腰痛病，中医有一个很重要的治疗方法，叫"腰背委中求"。委中穴位于大腿的腘窝横纹的中点处。如果出现腰背痛，首先要从委中穴治疗，委中穴是一个正好处在膀胱经上的穴位，针刺委中穴可医治腰痛。在日常生活中，我们也要经常按摩委中穴，按摩的力气要大一些，虽然会有些疼，但对身体有好处。

如果腰痛得弯不下去，不能俯仰，这有可能是肝经的病，治此病可揉太冲穴。太冲穴位于足背侧，第1、第2

趾跖骨连接的部位。取穴的时候从足背第1、第2趾间缝纹头向足背上推按，推按到两骨联合前缘的凹陷（约距缝纹头上2横指）处，太冲就在该处。

每天晚上按摩太冲穴，可以有效治疗腰痛。太冲穴按上去很痛的人，一定爱生气，所以按摩太冲穴也可以解肝郁。

女孩子腰受寒和腹部受寒一样严重，也会引发月经疾患和不育的问题，男人的性功能更和腰有关，所以更要护腰，没事了就把两手搓热了，捂在腰眼上，非常有益。上撑两臂，掌心朝上，同时踮起脚后跟，这样站一会儿对腰有益，对三焦有益，对前列腺更有益。

如果突遇风寒，着凉进屋后感觉不舒服，猛打喷嚏，这叫"寒闭"，就是被风寒给闭住了。治这个病很简单，趴在床上，针刺委中穴，这时因剧痛而大喊，全身上下出一层细汗，感冒立刻见好，也许连一剂药都不用吃。因为针刺委中穴可以迅速驱除寒气，所以很有效。

不慎闪腰不要慌，护理得当止痛快

● 症　状

因腰部扭伤而出现腰部僵直、腰部活动受限、腰部疼痛剧烈、肌肉痉挛等症状。

●小妙方

采取站立姿势，双手握拳，双腿分开与肩同宽，用双手的拳眼贴紧腰部，用力上下擦动；用手掌的大鱼际处贴紧同侧臀部，先顺时针再逆时针方向用力揉动数十次；将双手握成空心拳，轻轻叩击腰部两侧；双手叉腰，使拇指在前，用右手掌推右腰，推腰向前向右转，然后用左手掌推左腰，推腰向后向左转。

"闪腰"又称"急性腰扭伤"，是人们生活中的一种常见病症，多见于老年人、劳动强度大的工人、农民、久坐的办公室人员等。造成腰部扭伤的原因有很多，譬如肢体超限度负重、姿势不正确、动作不协调、突然失足、猛提重物、运动时没有做准备活动、活动范围过大等，都有可能造成腰部肌肉、韧带、筋膜、关节的急性扭伤，从而出现腰部僵直、腰部活动受限、腰部疼痛剧烈、肌肉痉挛等症状，在咳嗽或打喷嚏时疼痛加剧，严重时会造成患者行走困难，给患者的生活带来很大的不便。如果没有及时地对腰部做正确的护理，还有可能给腰部留下慢性疼痛等后遗症。

晨曦是一名办公室文员，平时工作繁忙也没什么时间运动，偏赶上最近搬家，跑来跑去忙个不停，身体觉得特别累。这天她新买了一幅窗帘，准备挂上。结果踩在椅子上刚一抬手，腰部就传来一阵剧烈的疼痛，抬起的手也瞬时僵住了，差点让她从椅子上摔下来。她知道自己是扭到腰了，赶紧慢慢地从椅子上下来，双手扶着腰部的两侧，连动都不敢动。过了好一阵子，她觉得腰部的疼痛稍有缓解，就随手贴了块膏药，以为静养两天就没事了。结果过了半年，她的腰部症状非但没有缓解，反而越来越严重，还影响到了晚上的睡眠。想到自己年纪轻轻就患上腰痛的毛病，晨曦很是紧张，赶紧到医院检查，才发现自己的腰部已经严重扭伤，导致了腰椎间盘突出，必须住院治疗。因为一次扭伤，就造成这么严重的后果，让她后悔莫及。

其实，如果是轻微的闪腰，只要护理得当，一般都会在 1～3 天内痊愈，为了避免发生像晨曦这样的情况，你可以采取以下措施：

首先，发生腰部扭伤时要注意休息，不要过多运动，尽量让腰部保持舒适的状态。睡觉时避免仰卧或双腿伸直的睡姿，可以采取弯月形的睡姿，侧卧，两腿弯曲。如果是软床最好换成硬板床，这样可以帮助腰椎恢复自然位置，修复受伤的韧带。

其次，在腰部扭伤后的 1～2 天，可以采用冰敷的方法，用蘸了冷水的毛巾或者冰袋敷在腰部的疼痛位置，用以消除肌肉和椎间盘周围产生的炎症。

再次，轻微的腰部损伤导致的疼痛，一般会在第三天开始消退，这时可以采用热敷的办法，用蘸热水的毛巾或热水袋敷在腰部损伤处，可以帮助放松肌肉，消除肌肉痉挛的症状。

除了牢记这几步急救办法以外，患者还可以自己对腰部加以按摩辅助治疗，按摩方法：

1. 擦腰：采取站立姿势，双手握拳，双腿分开与肩同宽，用双手的拳眼贴紧腰部，用力上下擦动，向下到骶部，向上擦到尽可能高，动作频率要快，这样往返数十次，以感到皮肤发热为宜。

2. 揉臀：用自己手掌的大鱼际处贴紧同侧臀部，顺时针方向用力揉动数十次，再逆时针用力揉动数十次，以感到酸胀为宜。

3. 捶腰：将双手握成空心拳，轻轻叩击腰部两侧，由上至下，往返数十次。

4. 推腰：患者双手叉腰，使拇指在前，用右手掌向后推右腰，用左手掌向后推左腰，左右手可以同时进行，如此推数十次。

将这套按摩动作每天进行 3～5 次，对缓解腰部疼痛有奇效。但是，如果闪腰过于严重且久久不能治愈，可能是在前期闪腰中造成了腰椎损伤，这时就不能仅仅依赖简单的闪腰治疗法，应立刻到医院采取专业治疗，以免加重病情。

风湿病发作全身痛，快用生姜棉花做腰带

●症　状

在阴雨天会感到腰部发沉、疼痛、怕冷，全身酸懒沉重，待天气转晴后，腰痛症状会得到缓解。

●小妙方

准备干净的棉花 150 克、鲜姜 500 克和一块干净的棉布，将鲜姜切碎，并在棉花上捣烂。然后将棉花上多余的姜渣抖去，将棉花晒干。最后把晒干的棉花缝入棉布内，做成一条十六七厘米宽的腰带，围在腰间即可。

提起风湿很多人都知道，但提起风湿腰痛很多人可能就会感到陌生。其实这种病由来已久，在古代中医典籍《圣济总录》里就有"夫肾气虚弱，风寒湿气，着于腰间，则令腰痛，盖腰为肾府，肾经留滞风湿，不得发散，注于腰脚，故起坐行立皆痛，甚则浮肿，故谓风湿腰痛也"的记载。用现在的语言来解释，风湿腰痛是指腰部遭受风寒湿邪的侵袭，导致腰部血脉痹阻、运动不畅而引发的一种慢性腰痛，是一种常见的腰部病症。很多人在阴雨天会感到腰部发沉、疼痛、怕冷，全身酸懒沉重，待天气转晴后，症状会得到缓解，这就是典型的风湿腰痛的症状。

现代医学一般认为，疲劳、受寒和潮湿，如久居湿地，淋雨后不及时换下湿衣、睡觉时受风等，都是引起风湿腰痛的主要原因。尤其在北京这样的大城市，很多人都是租房居住，房屋不透气，被子也不及时晾晒，久而久之，风湿腰痛就会找上门来。

转眼就到母亲节了，朋友方方打电话来说要回老家看妈妈，要我帮她照顾一下宠物小狗，我自然是义不容辞，一口应承下来。要说方方也真是很不容易，生长在一个单亲家庭，跟妈妈一起相依为命走到现在，是该尽点孝心让妈妈享享清福了。但是方方却唉声叹气，原来这次不是探亲，而是探病。方方的妈妈因为年轻的时候打工住在地下室，长期受潮，落下了腰痛的毛病。现在年纪大了，腰痛的症状也越来越明显，每到下雨阴天或者换季的时候，就会犯病，发作起来不想吃饭没法睡觉，连背都有点驼了。最近南方雨水颇多，想到妈妈一人在家受苦，方方看在眼里，急在心里，恨不得自己代母亲受苦。

看到她这么焦急的样子，我告诉她，这是典型的风湿腰痛的症状，可以做一个"生姜棉花腰带"来对付风湿腰痛。她喜出望外，赶紧问我具体做法。其实做法很简单：首先，准备干净的棉花 150 克，鲜姜 500 克和一块干净的棉布，然后将鲜姜切碎倒在棉花上，和棉花混在一起，再把姜在棉花上捣烂，使姜汁浸润棉花。然后将棉花上多余的姜渣抖去，再将棉花晒干。最后把晒干的棉花缝入棉布内，做成一条十六七厘米宽的腰带，围在腰间即可。

方方回家后按照我的办法给母亲做了一条"生姜棉花腰带"，让她围在腰间。过了一个多月，方方的母亲打来电话，说自己的腰痛好多了，连梅雨季节都没有犯病。方方听了也非常高兴，对我连连称谢。

高兴之余，我还告诉方方，风湿腰痛患者在日常生活中还要注意：

1. 外出流汗、淋雨或沐浴后，要及时将身体擦干，换上干净衣服。

2. 注意患部的保暖，晚上睡觉时盖好被子，平时可以将双手搓热，在腰间按摩。

3. 不要过度运动，饮食上要保持清淡，尤其不能饮酒。

4. 保持健康的生活习惯等，持之以恒才能减少复发的几率。

另外，还要提醒一点，风湿腰痛并不是老年人的疾病，现在很多年轻女孩喜欢露脐装，殊不知这样会大大增加患腰痛的几率，学会照顾自己，不要用青春赌未来的健康。

腰部疼痛怕弯腰，运动疗法来帮忙

●症　状

腰部长期酸痛，弯腰受限，起初痛感不强，行走或背负重物时疼痛加剧，痛感可延伸至大腿，向整个下肢放射。

●小妙方

1. 患者采取俯卧的姿势，分别将两腿向上抬起至最高处，注意抬起的过程中腿不能弯曲，感到腰部发酸后，再坚持5~10秒，然后换另一条腿重复这一套动作。

2. 患者采取仰卧的姿势，将双腿屈曲。然后以自己的双足、双肘和后脑勺这5个点为支撑点，用力将臀部抬高，每天练习10~20次。

健康，有时是一种相对的概念。并不是说你没有生病就是健康的，只是病灶的改变还没有达到身体的临界点而已。譬如每个成年人都或多或少存在着骨质增生的症状，只不过有的人症状较轻，还没有引起肢体的疼痛而已。

骨质增生作为人身体的一种退行性病变，最常见的就是腰椎骨质增生。腰椎骨质增生是指随着人年龄的增长，脊柱的椎间盘、关节囊和韧带会逐渐发生松弛，引起脊柱的不稳定。这时，人身体的代偿功能会使脊柱的骨质自然增生来达到平衡的目的，时间长了会导致脊椎椎管狭窄或腰间盘突出，从而出现腰椎及腰部软组织酸痛、胀痛、僵硬、疲乏、弯腰受限等症状，这就是腰椎骨质增生。

吴先生今年 39 岁，是一名注册会计师，收入很高，工作也很辛苦。尤其是马上要迈过 40 岁大关，开始感觉身体吃不消了。刚开始的时候症状并不明显，只是走路时感觉脚跟痛，后来发展到弯腰时也很痛，直起腰来就像有石头压在腰上，有一种针扎样的痛感。他开始觉得情况不妙，自己是一家的顶梁柱，身体不是自己一个人的，于是赶快到医院检查，发现是腰椎第四节有轻微的骨质增生。

我告诉吴先生，腰椎骨质增生虽然会给病人带来很大的痛苦，但是早期的腰椎骨质增生因其症状轻微，并不需要做专业的治疗，可以通过做一些运动锻炼来达到治愈的目的。据调查，在腰部肌肉韧带发达、力量大的人群中，腰椎骨质增生继续发作的几率下降了80%，因此，针对腰部做一些运动锻炼，尤其是一些锻炼腰部周围肌肉和韧带的运动练习，对病情的恢复很有帮助。下面我就来介绍一种治疗腰椎骨质增生的运动疗法，对缓解因骨质增生引起的腰部疼痛非常有效。

具体操作：

1. 患者采取俯卧的姿势，分别将两腿向上抬起至最高处，注意抬起的过程中腿不能弯曲，感到腰部发酸后，再坚持5～10秒，然后换另一条腿重复这一套动作。

2. 患者采取仰卧的姿势，将双腿屈曲。然后以自己的双足、双肘和后脑勺这5个点为支撑点，用力将臀部抬高，使身体呈现出一种拱桥的状态，感到腰部发酸后，放下。等熟练以后，可以将双臂放在胸前，将5个支撑点换成3个支撑点，这样每天练习10～20次，可以有效改善骨骼血液循环，缓解腰部疼痛。

除了坚持运动治疗外，早期腰椎骨质增生患者还要注意：

1. 避免过度运动，锻炼时以轻柔、幅度较大为原则，譬如散步、健身操、太极拳、太极剑、长跑等。

2. 久坐人士，尽量选择可调式靠背椅，使坐下时腰部有所依靠，减轻腰部负担，每坐一小时，应该站起来活动活动身体。

3. 坚持腰部保暖，避免因寒冷、潮湿而使腰部损伤。

4. 保持饮食清淡，多吃一些含钙、磷、维生素或蛋白质丰富的食品，譬如豆腐、新鲜水果、蔬菜、虾皮、紫菜、海带等。

孕期腰痛需谨慎，巧用坐垫效果好

●症　状

孕期腰痛。

●小妙方

准备3个大小不同的坐垫，最大的坐垫与座椅同大，放在最下面，然后在上面放上中等的坐垫，最后放上最小的坐垫，形成一个"金字塔"的形状，使3个坐垫加起来的厚度保持在10～12厘米。孕妇就座时，臀部坐在坐垫最高点的地方，然后背脊挺直，下腹紧缩，将重心后移，保持身体平衡。

腰痛是孕期的常见病症，一般情况下只是一种妊娠期的生理性反应。很多孕妇在怀胎的过程中都伴有不同程度的腰痛症状，但是并不能因为其常见就掉以轻心。很多疾病就是因为在前期没有引起重视才酿成大祸。由于孕妇的特殊身份，轻则腰酸背痛，严重的还会出现腿"抽筋"、坐骨神经痛等症状，对孕妇的生理和心理造成不好的影响。

正常情况下，孕期腰痛的症状在分娩以后，由于腰椎前方负担减轻，孕妇体内激素恢复到孕前水平，疼痛的症状会逐渐消失。但是在怀孕的不同时期，造成孕妇腰痛的病因也有很大的差异，如果不了解清楚，就可能造成严重的后果。

在怀孕早期，孕妇的腰痛一般比较轻微，多为腰酸背痛。这一时期的腰痛往往是由子宫后倾、压迫直肠和韧带造成的，孕妈咪不必紧张，不需要特别的治疗，但是如果腰痛伴随阴道出血，且疼痛剧烈，就要注意是否有流产或宫外孕的可能，应到医院检查，查找原因，及时治疗。

到了孕中期和晚期，由于胎儿在子宫内迅速发育，子宫逐渐增大、腹部日益加重，孕妇为了保持身体平衡，经常采取上身后仰的姿态，虽然看起来"孕味十足"，但长时间保持这样的姿势，会引起脊柱过度前凸，背伸肌持续保持紧张状态，造成腰、背部过度疲劳，而产生腰痛的症状。遇到这种情况，可以试试"三段式座垫"的小方法，通过纠正孕妇的坐姿，将重心后移，从而改变脊椎的压力，帮助背脊维持挺直的状态，达到缓解腰痛的目的。

具体做法：

1. 准备 3 个大小不同的坐垫，最大的坐垫与座椅同大，放在最下面，然后在上面放上中等的坐垫，最后放上最小的坐垫，形成一个"金字塔"的形状。使 3 个座垫加起来的厚度保持在 10～12 厘米。

2. 孕妇就座时，臀部坐在坐垫最高点的地方，然后背脊挺直，下腹紧缩，将重心后移，保持身体平衡。采用这种方法可以有效调整、缓解孕妇各部分器官的重担，预防和减轻孕期腰背疼痛。

特别提醒：为了防止坐垫在椅子上打滑给孕妇造成危险，可以用一条布带将 3 个坐垫固定在椅子上。

除了采取这种"三段式坐垫"方法，为了预防孕期腰痛的发生，孕妇还要特别注意以下几点生活细节：首先，孕妇在孕早期时就要坚持适当运动，如散步、做做广播体操或孕妇操等，不要因为怀孕就整天窝在床上；其次，少拎重物，避免长时间保持一个姿势，保持肚腹温暖，避免腰背部受凉；再次，坚决禁止穿高跟鞋，尤其是在怀孕中后期，要换成轻便的低跟软鞋；最后，保持正确的坐姿，孕妇看电视时，可以让椅背与坐垫成 120°角，使身体稍稍有些后仰，坐在沙发上时也可以在腰后面放个小靠垫，减轻腰背负担。特别强调：如果腰背痛持续不能缓解，一定要及早就医，以免延误病情。

下 篇
四肢疼痛跑光光

第八章

缓解上肢疼痛的小妙方

- ●多做手腕操，告别"鼠标手"
- ●腱鞘受损惹人愁，小小运动可解忧
- ●常做叉手操，手指关节不再疼
- ●手指裂口用黄豆，简单安全止痛快
- ●生吃红萝卜，拯救手指痛风
- ●茄子柄煮水专治手疮疼痛
- ●手指烫伤痛难忍，快快抹上鸡蛋油
- ●昆虫蜇痛别发愁，马齿苋汁能帮忙

多做手腕操，告别"鼠标手"

● 症　状

鼠标手，手部麻木、疼痛。

● 小妙方

常做手腕操。具体做法是：

第一步，按顺时针方向和逆时针方向转动手腕各 25 圈，用来缓解手腕肌肉酸痛感觉。

第二步，用力展开双手的五指，持续 20 秒，做 2～3 次，以增强关节抵抗力，促进血液循环。

第三步，用力握拳，然后急速依次伸开小指、无名指、中指、食指。左、右手各做 10 次，这个动作可以锻炼手部骨节，舒缓僵硬状态。

第四步，用一只手的食指和拇指揉捏并牵拉另一手手指，从大拇指开始，每指各做 10 秒，达到促进血液循环、放松身心的目的。

第五步，双掌合十，上下摩擦至微热，每天 3 分钟，这样可以促进血液循环，缓解手腕肌肉酸痛，防止手腕关节骨刺增生。

第六步，双手手心向上，抓住一个球，普通网球就可以，或持手掌可握住的小橙子、苹果之类的，然后翻动手腕，变为手心向下，如此反复 20 个来回，球的重量可依自己力量而定，这样做能增强手腕力量，锻炼肢体协调能力。

"鼠标手"又叫腕管综合征，其实是一种病，因为好发于长期使用电脑鼠标及键盘的人群，所以被形象地称为"鼠标手"。

现在大多数上班族的工作都离不开电脑，以至于有人开玩笑说，摸着鼠标比摸着爱人的手还亲切。话虽有些夸张，但可以从中看出电脑对人们工作的重要性。电脑确实是个好东西，可是再好的东西也有弊端。这不，使用电脑的时间一长，手部毛病就来了，如果姿势再不恰当，问题就更严重了。不少人手部逐渐出现麻木、灼痛，夜间加剧，常会在梦中痛醒，还有人会伴有腕关节肿胀、手动作不灵活、无力等症状，有时候疼痛会迁延到胳膊、肩部和脖子，给工作和生活带来巨大的烦恼。

既然鼠标手是由于长期使用电脑造成的，那么减少电脑操作时间，是不是就能解决问题呢？这是自然的，但是普通上班族哪有这个自由呢？每天有那么多工作必须完成，不用电脑，工作效率低，就算你肯，老板也不干啊！

那这鼠标手是不是就没办法治疗，只能任其发展下去呢？当然不是。上班族虽然不能减少使用电脑，但是注意劳逸结合，掌握正确的姿势，还是对鼠标手有一定的防治作用的。比如打字时，键盘应放与手肘持平的高度；手腕尽可能平放并且正对着键盘，不要弯曲也不要下垂；使用鼠标时手腕要伸直，手臂不要悬空，移动鼠标时尽量使用臂力，避免使用腕力；每操作鼠标 30 分钟，就应该让手放松一下。做到这些，即使每天操作电脑，患上鼠标手的几率也会大大降低。

当然，如果你已经出现了鼠标手的种种症状，仅靠调整姿势只能让病痛不再继续发展，却无法根治，这里教给大家一个简单易学的手腕操，只要你每天做 1～2 次，保证鼠标手不会找上你。

手腕操的具体做法是：

第一步，按顺时针方向和逆时针方向转动手腕各 25 圈，用来缓解手腕肌肉酸痛感觉。

第二步，用力展开双手的五指，持续 20 秒钟，做 2～3 次，以增强关节抵抗力，促进血液循环。

第三步，用力握拳，然后急速依次伸开小指、无名指、中指、食指。左右手各做 10 次，这个动作可以锻炼手部骨节，舒缓僵硬状态。

第四步，用一只手的食指和拇指揉捏并牵拉另一手手指，从大拇指开始，每指各做 10 秒，达到促进血液循环、放松身心的目的。

第五步，双掌合十，上下摩擦至微热，每天 3 分钟，这样可以促进血液循环，缓解手腕肌肉酸痛，防止手腕关节骨刺增生。

第六步，双手手心向上，抓住一个球，普通网球就可以，或持手掌可握住的小橙子、苹果之类的，然后翻动手腕，变为手心向下，如此反复 20 个来回，球的重量可依自己力量而定，这样做能增强手腕力量，锻炼肢体协调能力。

有了这个手腕操，每天坚持练习，一般一个星期就能看到明显的效果，一个月基本就能告别鼠标手。不要刚做几天，因为症状有所缓解就不做了，这个操，有病治病，无病保健，对于整天用电脑的上班族来说，是非常有必要的。这 6 个步骤，不一定要一步不落、每天每次都做全，平时空闲的时候多做做转动手腕与伸展手指的动作，也能达到一样的治病效果。如果上班时间忘记做操的话，可以在每天上下班的路上做一做，这样也不会觉得路途无聊了。在治疗期间，要避免受凉，适当地做些热敷，可以缓解疼痛。如果手腕有扭伤时，一定要等伤好了再做操，否则会加重伤痛。

腱鞘受损惹人愁，小小运动可解忧

●症　状

手指关节出现疼痛、晨僵、肿胀、弹响的症状，局部有压痛和硬结。早上起床后症状明显，而且并不会随着活动而明显缓解。

●小妙方

1. 旋转手腕：当感到手部刺痛时，可以做些温和的手腕动作，运用腕部力量转动手腕 2 分钟。

2. 抬起胳膊，使手高于头顶，然后用大臂带动小臂旋转，旋转手臂的时候同时旋转手腕，坚持 2 分钟。

3. 将手放在桌子上，将头向前、向后弯曲，再看左肩，看右肩，如此旋转头部 2 分钟。

随着智能手机的普及，手机逐渐从一个单纯的联系工具上升到生活中不可或缺的必备品之一。在地铁上，吃饭时，走路时……随处可见拿着手机敲来敲去的都市人。殊不知，在你享受手机带来的陪伴时，有一种疾病正在慢慢蚕食你的双手。

腱鞘，是身体上一种包绕肌腱的鞘状结构，可以固定、保护和润滑肌腱。如果每天使几只特定的手指长时间用力屈伸，譬如敲击键盘、发短信、使用鼠标等，就会使手部的肌腱过度摩擦，发生肌腱和腱鞘的损伤性炎症，使手指关节出现疼痛、晨僵、肿胀、弹响的症状，局部有压痛和硬结。而且这些症状并不会随着活动而明显缓解，这种情况便被称为"腱鞘炎"。病情严重时可能会造成永久性活动不便，不容小觑。

小钟自从换了智能手机以后，就迷上了手机里"切水果"的游戏。这个游戏简单又减压，只要一根手指就能玩得不亦乐乎。他每天上班"切"，下班"切"，连睡觉之前也要"切"一会儿。时间长了，他开始觉得自己切水果的效率下降了，手指关节隐隐作痛，不能自由屈伸，尤其是拇指，还出现了肿胀的现象。他到医院一检查，才知道自己患了"腱鞘炎"。幸亏小钟发现及时，病情的发展还不算严重，可以不用手术治疗，而采取"运动体疗法"。这对治疗腱鞘炎非常有效，长期坚持可免去复发之虞。

另外，腱鞘炎不止会出现在手指部位，脚趾、腕、脚踝等关节部位均是该病的高发地带，不能因为这些地方还没有发生疼痛就置之不理，可以同时做一些运动疗法，预防腱鞘炎的发生。

具体操作：

1. 旋转手腕：当感到手部刺痛时，可以做些温和的手腕动作来缓解疼痛。旋转手腕就是其中最简单的一种，运用腕部力量转动手腕 2 分钟，可以恢复手部血液循环，改善手部弯曲姿势。

2. 抬起胳膊，使手高于头顶，然后用大臂带动小臂旋转，旋转手臂的时候同时旋转手腕，坚持 2 分钟。

3. 将手放在桌子上，将头向前、向后弯曲，再看左肩，看右肩，如此旋转头部 2 分钟，松弛脖颈部位酸痛的肌肉。

另外，我还提醒小钟注意，并不一定是身体感到疼痛了再来做运动，即使不痛也要每天坚持。平时在饮食上要多吃蔬菜、水果和一些富含蛋白质和钙质的食物，譬如油菜、芹菜、橘子、苹果、山楂、梨、瘦肉、鸡蛋、豆浆等，对腱鞘炎的恢复都很有好处。

小钟从医院出来后的第一件事，就是将手机里的游戏卸载了，又经过一个月的运动和休息，他的手指也慢慢恢复了健康。

腱鞘炎还有一个名称，叫"妈妈手"，因其经常出现在长期从事家务劳动的中老年妇女身上而得名。所以对于长期做家务的主妇们来说，在生活中也要注意：在做家务劳动时，要注意手指手腕的正确姿势，连续工作时间不要过长，不要让手指过度弯曲或后伸；家务工作结束后，最好用热水泡泡手，再揉搓一下手指和手腕；防止将手指长期浸泡在凉水中，冬天洗衣服时也要戴上手套，防止手部受寒。

常做叉手操，手指关节不再疼

● 症 状

手指关节退变引起的手指关节疼痛、僵硬、关节肿胀等症状。

● 小妙方

将双手举到胸前，使十个手指自然张开，然后两只手的手指相互交叉，双手同时做手指的屈伸活动，连做 30 下，直到手指有发热的感觉为止。

"退行性骨关节病"是一种最常见的关节病变，又叫"骨性关节炎"、"肥大性骨关节炎"、"变性关节炎"、"骨关节病"等，虽然它的名字叫关节炎，实际上却不是炎症，而是指组织变性及积累性劳损引起的关节提前老化，通常在中老年群体中最为常见，所以又被称为老年性关节炎，一般在膝、手指、颈、腰椎等处最容易出现。发病后，一般会出现关节疼痛、僵硬的症状，一般在轻微活动后症状减轻，严重的还会引起关节肿胀、肌肉萎缩，对老年人健康危害极大。

李女士今年 50 岁，早在前几年就感觉手指关节不舒服，有酸痛的感觉，但自己没有太在意。今年年初的时候，手指关节开始疼痛加剧，并且伴有肿胀感，有时稍微做点活儿，比如扫扫地、擦擦窗户就开始疼痛。李女士以为自己患了风湿病，但又怕儿女知道了担心，一直没有向他们提起。直到有一天，女儿放假回家，发现李女士在洗菜的时候没有用手，而是用筷子一根根夹着洗菜，才知道了她的病情，于是就赶紧把她送到医院。

结果李女士在医院做了全套化验之后，发现自己得的并不是风湿或类风湿性关节炎，而是退行性关节炎。经询问，原来李女士年轻的时候是一名裁缝，老了以后也不闲着，一直给孩子们缝这缝那。于是手指长期劳作造成指关节劳损、退化，从而出现疼痛的症状。其实，这个退化过程并不是老了以后才出现的，人体在 20 岁时就已经开始出现退变过程，只不过在中年之前并不明显罢了。

万幸的是，李女士的年纪并不大，病情发现得也还算及时，所以并没有引起非常严重的后果，只要平时注意休息，注意活动活动手指，做做"双手叉手操"，就能缓解手指疼痛，预防反复发作。

具体运动方法：将双手举到胸前，10 个手指自然张开，然后两只手的手指相互交叉，双手同时做手指的屈伸活动，连做 30 下，直到手指有发热的感觉为止。这套运动不拘时段，平常休息的时候都可以做，每天至少做 3 次。

这套动作虽然看上去平淡无奇，但非常有效。因为退行性关节炎的主要病因，就是关节腔里的关节软骨因长期劳作，受到了损伤。要想治愈该病，就要从关节软骨上下工夫，而关节软骨上没有血管，其营养物质都是靠关节腔里的关节液来提供的，常做"叉手操"可以使手指关节得到反复活动，加快手指关节处气血流通，促进关节液的循环，加快手指软骨间的新陈代谢，以此来达到预防和治疗的目的。

为了加快治愈的目的，在做叉手操的同时，还可以加上熏蒸的辅助治疗，操作方法也很简单：在杯中或盆中倒入开水，在做叉手操的同时，将手靠近热水的水蒸气中。利用水蒸气的温度熏蒸手指关节，加快患病部位的新陈代谢。

李女士照做后半年，手指关节痛的毛病就再也没有犯过，长久以来困扰她的心病也这么放下了。我最后还提醒李女士，50岁正是人生向老年过渡的阶段，也是各种疾病的高发阶段，不能讳疾忌医，如果身体出现不适症状，要及时到医院进行诊断，每隔半年或一年坚持到医院体检，将小病扼杀在摇篮之中，才能过一个美好的晚年。

手指裂口用黄豆，简单安全止痛快

● **症 状**

秋冬季节，手部干燥、粗糙、裂口，甚至引起疼痛、出血的症状。

● 小妙方

准备凡士林 200 克，黄豆 100 克，纱布 1 卷。将黄豆洗净、晒干、研细，将磨细的黄豆过筛取末。再将黄豆末和凡士林充分混合装在小瓶子里。用时先用温水洗净皲裂处皮肤，擦干，用药膏将裂口处填平。然后用纱布将伤口覆盖，包扎好，每隔 3 天换药一次。

人们常说，手是人的第二张脸，手保养得好不好看，关系到一个人的修养品质。但是，一到干燥的秋冬季节，很多人就会手部干燥粗糙、出现裂口，甚至引起疼痛出血的情况，不仅影响到平时的活动和工作，还会影响到手部美观，出现手指关节变粗的现象，令很多爱美人士忧心忡忡。

这种现象医学上称之为"皲裂症"。我们人体皮肤之所以能在空气中保持健康，是因为皮肤里有一种皮脂腺，会从毛孔内源源不断地分泌油脂，就像人体的天然保护膜，给皮肤不断地加油润滑。并且它还有个特点，天气越热，油脂分泌得越多，天气越冷，油脂分泌得越少。这也是为什么天气热的时候脸上爱出油的原因。但是，人体的手掌和脚跟却几乎没有皮脂腺，加上冬季天气干燥，气温偏低，就会在手脚部位出现皲裂流血的症状。如果不加以治疗，还会引发感染，十分危险。

接近年关，天气也变得越发寒冷，人们有事没事就喜欢窝在室内，不愿意出门。但是，有的人却不能享受这种温暖的幸福，还要在室外辛苦地工作。一次，我在买菜的时候，看见卖菜师傅的手上裂了很多口子，有的手指裹着橡皮膏，有的已经因为出血变得黑紫，伤口处还夹杂着菜泥，看上去让人心里很不是滋味。我担心地问她："手伤成这样，怎么不去治一治呢？"她无奈地说："现在正是过年前最忙的时候，全家就指着这几天赚点钱好过年回家，哪有时间去医院看这个小病呢？"

听她这样说，我心里也一阵难过，告诉她我有一个不用去医院的妙方，只用黄豆和凡士林，对治疗手部皲裂有奇效，她可以回去试一试。

具体做法：准备凡士林 200 克，黄豆 100 克，纱布 1 卷。将黄豆洗净、晒干、研细，将磨细的黄豆过筛取末。再将黄豆末和凡士林充分混合装在小瓶子里。用时先用温水洗净皲裂处皮肤，擦干，用药膏将裂口处填平。然后用纱布将伤口覆盖，包扎好。每隔 3 天换药一次，一般换药 2～4 次即可痊愈。为了避免碰触伤口，可以在干活的时候戴上手套，加快药效吸收。

这个方法不仅快速有效，还有其科学依据。中医认为，黄豆味甘性平，可以润燥消炎。黄豆与凡士林混成的药膏也有祛风润肤之功能，对手部、足部皮肤干燥、脱屑、皲裂、疼痛有很好疗效。

过了两周，我又见到了那位卖菜师傅，她老远就高兴地向我打招呼，说自己手上的裂口都已经好了，她还把这个方法告诉了其他人，都很有效果。高兴之余，我还告诉她，对于像她这样有皲裂史的人，即使好了也要加强预防，平时早晚用热水浸泡患处，再涂上油脂类的护肤霜，平常忌用碱性较重的肥皂，不要接触碱面、石灰、水泥、清洁剂等物质，干活的时候注意手部的保暖，多吃些猪肝、猪皮、羊肉、鱼肝油丸等含油脂多的食品，才能防止皲裂再次复发，拥有一双健康美丽的手。

生吃红萝卜，拯救手指痛风

●症　状

手指某处或多处关节肿胀，疼痛无比。

●小妙方

每天早饭之前和晚饭之后各吃 400 克左右的红萝卜，生吃即可。

痛风已经逐渐成为现代人的一种常见病，并且呈现年轻化的趋势。痛风往往发病突然，每次发病通常在数天到几个月之间不等，如果痛风出现在手指关节，那么对人的伤害就更大了，因为手指上的神经最多，人体验到的痛感也最强烈。而且手一旦受到伤害，会严重影响日常生活。

导致痛风的直接原因是嘌呤代谢紊乱，促进嘌呤的合成与分解的相应酶发生了合成异常，从而影响了嘌呤的代谢。痛风患者都具有高尿酸这一现象，而尿酸又会形成结晶沉积在骨关节处形成痛风。而个人体质的酸化就给痛风提供了发生的土壤。所以如果想要治疗痛风，最根本的方法就是从多吃蔬菜水果这些碱性食品，少吃肉类、蛋类这些酸性食品以及火锅、海鲜这些高嘌呤食品，从而达到平衡身体的酸碱度，减少尿酸形成结晶沉积在骨关节处的目的。

曾经有一位 40 岁的男性患者，深受手指痛风的折磨。他是一个大型公司的销售经理。由于工作性质的关系，平时要常常和客户周旋于酒桌之上。多年吃大餐、喝大酒的习惯让他早在三十七八岁的时候就患上了痛风。每当痛风发作，他的手指就剧痛无比，什么也干不了。虽然平时都在服药，也注意少吃肉，少喝酒，尽量避免吃火锅、海鲜等高嘌呤食品，但还是被痛风每一次毫无征兆的突然袭击搞得非常苦恼。

我向他建议，继续坚持严格的忌口，也不要断药，与此同时，日常加一种食物——红萝卜。需要每天早饭之前和晚饭之后各吃 400 克左右，生吃即可。因为红萝卜是一种强碱性食品，并且基本不含嘌呤，自古以来就是医书中记载的有利于治疗关节痛风的特效药物。多年来患有痛风的人都利用其"行风祛邪"的特性，对症治疗关节的痛风。即使是不患有痛风的人，经常食用它也能够抵御风寒的入侵。

红萝卜中含有大量的活性酶，包括触酶、糖化酶、淀粉酶、肝酶等，可以弥补痛风患者自身产生酶不足的缺陷，重新有效地帮助嘌呤完成代谢。而其所提供的肽核酸能够和痛风产生的结晶发生化学反应，把结晶分解为水、二氧化碳以及可溶性的盐重新排出体外。所有的蔬菜水果都是碱性食品，能够减少尿酸的形成，破坏引起痛风的酸性环境。而与其他碱性蔬菜不同的是，红萝卜还富含有一种维生素 K，能够阻止尿酸盐的结晶在关节上的沉积，从而有效地遏制了痛风患者骨节上的变形。所以对痛风患者来说，红萝卜是一种首选的健康食品。

这位患者回去后，按照我所说的话，开始每天吃两次红萝卜，没有一天间断。结果坚持了一个月，本来平均一个月要发作 3 次的痛风，这次只发作了 1 次。看到效果，他很高兴，希望能继续坚持吃红萝卜，但是又觉得天天嚼萝卜有些厌烦。于是我建议他懒得吃的时候就把红萝卜用榨汁机榨成红萝卜汁服下，效果也是一样的。于是他开始服用红萝卜汁，在后来的两个月内痛风则较少发作。

现在的很多病都属于富贵病，是人们吃出来的病。痛风患者往往同时患有高血压、高血脂及动脉和心脑血管等疾病，这些都是平时吃肉喝酒太多造成的典型结果。红萝卜是日常常见的饮食，适合于各类人群。而越来越多年轻人患痛风也提醒我们，要多吃素，少吃肉。

茄子柄煮水专治手疮疼痛

●症　状

手指因遇到寒冷环境被冻伤而出现红肿，患者感到疼痛、灼热、发痒难耐。

●小妙方

用茄子柄煮水，待水温温凉后用来浸泡长有冻疮的双手，每天坚持 20 分钟。

在我国北方，每到寒冷的冬季，很多人的手上就会出现冻疮。冻疮部位忽而疼痛，忽而灼热，忽而又发痒，让人百爪挠心般地难以忍受。在外观上，冻疮又直接导致手指红肿，往往会使手指粗得像个小胡萝卜，这使许多爱美的女性朋友感到非常苦恼。长了冻疮的手指如果突然进入温暖的室内又会突然变得奇痒无比，这个时候有人往往忍不住去抓，但是无论怎么抓也无法解痒，一旦抓破则会使创口化脓，结痂，长时间留下瘢痕。

手指出现冻疮是由于手指长期暴露于低温和潮湿的环境之下，加上出汗、缺乏运动等原因而引起的手指末梢血液循环不好，而出现的局部毛细血管淤血的红斑性炎症，它会进而使得氧和营养不足而发生组织损伤。在冻疮刚刚形成的时候，手指的末端局部会由于血管麻痹造成扩张和充血，此时就会出现红肿、灼热以及痛痒的症状。妇女、儿童、老人因为本身阳气不足，所以抵抗严寒和潮湿侵体的能力都比较弱，淤血形成后自身不能很好地去化散，所以他们出现冻疮的几率是比较高的。冻疮一般具有复发性，等到开春之后，随着天气转暖冻疮就会自动消失，但是到下一个冬季，去年同样部位处的冻疮还会出现。

有一个南方的女孩儿第一年来北方上大学，冬季来临之后她便被冻出了冻疮。因为南方人对如何预防冻疮没有经验，出现冻疮后用了很多药膏也不见好，于是来到医院。当时气温已经到了零摄氏度以下，可是我见她穿得依然非常单薄。这样不注意保暖自然会导致寒气的入侵，她得冻疮也就不是什么意外了。我告诉她，回去首先要多穿衣服，加强保暖，这样才是身体健康的保证。北方不同于南方，比较干燥，当她真正感到冷的时候往往身体就已经被冻伤了。另外，我告诉她一个妙方，就是用茄子柄煮水。

具体的做法是：干茄子柄 150 克放在锅里，加入适量的水，煮到水沸腾，然后焖 15 分钟。之后先把适量水倒在洗脸盆中，放到水变得温凉的时候，把双手浸泡在水中。期间如果水变凉了就再兑上一点儿锅里的热茄子水。让双手浸泡的时间共计能够达到 20 分钟，然后停止浸泡，用干毛巾把双手擦干。每天这样泡一次，坚持 1～2 周就能够有效地缓解冻疮了。

为什么小小的茄子柄就能起到治疗冻疮的神奇功效呢？因为茄子具有祛风、凉血、消肿、收敛的药效，用来治疗冻疮可以说是处处对症。从药效上来说，茄子柄的药效比茄子本身更强，所以我们用茄子柄而不是茄子来治疗冻疮。

生了冻疮之后是很难受的，但是我们不能一味地想去缓解疼痛而采取一些错误的办法。有几种行为就是在冻疮发作期间必须要避免的，包括用火烤冻疮，用热水烫冻疮，用冰水或者雪来接触冻疮处，大量饮酒，手指进行复杂工作如编织、弹琴等。这些都会加重冻疮，使其更加难以治愈。

如果冻疮已经拖得太久而没有被治疗过，在红肿的手指上已经出现了溃烂，就不能再用茄子水进行浸泡了，同时也要停止一切外用药，及时就医，结合具体情况采取治疗方法，以防止感染后引发其他疾病。

手指烫伤痛难忍，快快抹上鸡蛋油

●症　状

因水蒸气导致的手指烫伤，皮肤红肿，疼痛明显。

●小妙方

把熟鸡蛋黄直接倒进锅里，一直炒到蛋黄变焦，取渗出的鸡蛋油，冷却以后涂抹在烫伤处。

烫伤是生活中常见的外伤，几乎人人都不能避免。人们经常被开水烫伤，或被一些高温物体烫伤。高温的水蒸气也会对皮肤造成烫伤，而且因为水蒸气的温度往往高于热水，所以水蒸气对人造成的伤害更大，产生的疼痛感也更强烈。

一次我在一位朋友家参加聚餐，朋友的太太正在厨房为我们准备晚餐。大家忽然听到"哐当"一声，紧接着是朋友太太"哎哟"的叫声。我们赶紧赶到厨房，原来是她在煲汤的时候被蒸腾的水蒸气烫到了手指，随即把本来握在手中的汤勺也掉到了地上。她的食指和拇指立刻出现了大片的红肿，疼得她直撇嘴。于是大家立刻帮她用自来水冲洗烫伤处，又涂抹了一些牙膏，可是 20 分钟过去了，她还是一直喊疼，可见她的手指确实是被烫伤了。

于是我取了 2 个鸡蛋，先把鸡蛋放入锅中煮熟，稍冷后取出鸡蛋黄，放入干燥的锅中，锅中不需加油，鸡蛋黄可以轻轻翻动，持续加热即可。当加热到一定温度时，从鸡蛋黄中流出的油状液体就是鸡蛋油。于是我关掉火，取出这些鸡蛋油，冷却以后，涂抹在朋友太太的手上，过了一会儿，她说不那么疼了，我看了一下，她手上发红的地方也逐渐变得不那么红了。《证治准绳·疡医》中称，用鸡子（中医称鸡蛋黄为鸡子）、粉锡、夜明砂外敷，可治疗烫伤、火伤。方法是先将鸡子煮熟，于锅内炒为油状，将粉锡、夜明砂二味研为末，加入鸡子黄油内，以香油调后敷伤面即可。《本草纲目》有载，单用鸡蛋油治疗局部皮肤湿疹也有效，尤其是婴幼儿皮肤湿疹。因为幼儿皮肤比较娇嫩，药物选择比较慎重，使用鸡蛋油外敷既安全又有效。

我对朋友的太太说，在医书中，鸡蛋油可以治疗日常烫伤，尤其是水蒸气的烫伤。鸡蛋油具有消肿止痛，促进皮肤组织再生、保护皮肤、促进皮肤愈合的作用。虽然现在不那么疼了，但是因为皮肤真皮细胞有损伤，需要恢复，所以在接下来的 3 天里，还是要每天用鸡蛋油涂抹烫伤的地方 3～4 次。于是她在接下来的几天都用自制的鸡蛋油涂抹在烫伤处，手很快就康复了。

　　鸡蛋油能用来治疗多种疾病，有痔疮、湿疹、中耳炎等。用鸡蛋油来治疗烫伤也是已经流传了很久的医学验方。在皮下组织被烫伤后，局部伤处可能出现干裂，这是细胞脱水造成的，而鸡蛋油可以起到阻止干裂扩大的作用，并为皮肤组织的再生提供适宜的环境。鸡蛋油对一般性的轻度小面积烫伤治愈速度很快，而且治好后也基本不会留下痕迹。

　　烫伤分为一度烫伤、二度烫伤和三度烫伤。一度烫伤即我们这次所介绍的烫伤，二度烫伤会出现水疱，三度烫伤则会把皮肤烧焦。如果出现二度烫伤和三度烫伤，要赶快去医院救治。而对于最常见的一度烫伤，在烫伤刚刚发生的时候，用凉水冲洗是非常必要的步骤，涂抹些牙膏也有一定的作用。但是切记不要尚未用凉水冲洗烫伤处就直接涂抹牙膏，因为牙膏会把皮肤和空气隔离开，使得皮肤上存留的热气无法向外散发，于是热量就会停留在被烫伤的皮肤上，导致烫伤的程度加深。

　　抹完鸡蛋油的手，不要再接触水等其他液体，也不要再做这做那。此时最好能裹上纱布，保持烫伤处的清洁与干燥，让手得到充分的休息。在每次涂抹鸡蛋油后都应当再换一块新的纱布。

昆虫蜇痛别发愁，马齿苋汁能帮忙

●症　状

昆虫蜇伤引起的红肿、疼痛、化脓等。

●小妙方1

根据毒液的性质，用食醋或肥皂水冲洗伤口。

●小妙方2

用新鲜马齿苋挤水涂擦患处或用夏枯草煎水涂擦。

夏季人们衣服穿得单薄，裸露在外的皮肤也比较多，所以，被毒虫蜇伤的事情时有发生。其中，最为常见的就是被蜜蜂、隐翅虫、黄蜂（马峰）、蚂蚁等昆虫蜇伤、咬伤。这主要是因为昆虫毒液会引发过敏反应，导致红肿痛痒甚至流脓等反应。蜇伤、咬伤的症状轻重，一是取决于被蜇咬的次数和部位；二是取决于个人体质对毒素的敏感度；三是取决于是否在第一时间采取正确有效的措施。

前不久我就接诊了一例被蜜蜂蜇伤的病人，还是一个小伙子。他说上班的路上，路过开满鲜花的花丛，上面飞着几只小蜜蜂，因为花开得太漂亮了，所以就没太在意，结果手背还没出花丛就被蜜蜂蜇了一下，开始的时候就是刺痛，可没多大一会儿就开始红肿了，最后整个手掌都肿了，现在还是疼得厉害。经过检查，我发现这个小伙子的手背上并没有任何叮咬的痕迹，肿胀是因为蜜蜂针刺的毒液没有处理好，毒汁顺着血液往上走，一直从中指关节处蔓延至整个手掌。

我问他被蜇后用手挤了吗？他说当时很疼，就赶紧用手挤，希望能把毒液挤出来，没想到越挤越疼，最后整个手都肿了。我看这个小伙子表情很痛苦，赶紧给他开了一支 1％盐酸吐根碱水溶液 3 毫升加 2％利多卡因注射针剂，让护士为他进行皮下注射。趁着注射的工夫，我和小伙子聊起了怎么应对毒虫蜇伤、咬伤的问题。

我告诉他，被蜜蜂蜇伤后，蜜蜂会把毒针留在皮肤内，此时尽量不要挤，应看准毒针的位置，小心将其拔下来，或用胶布等东西把它粘下来，然后再用碱性的水洗，例如肥皂水、苏打水等都可以。因为蜜蜂的毒液是酸性的，用碱性物质清洗能中和其毒性。千万不要拼命挤伤口，这样会让毒液顺着血液扩散，导致伤口周围出现肿胀的情况。如果被蜇后感觉疼痛难耐，可以用冰块敷一下，因为冰块可以起到镇痛消炎的作用。

这个小伙子问我，是不是所有的毒虫蜇伤、咬伤都可以用肥皂水来处理呢？我说当然不是，用什么方式处理，关键看蜇伤你的毒虫的毒液是什么性质，蜜蜂和隐翅虫、蚂蚁的毒液是酸性，所以可以用肥皂水清洗，而黄蜂的毒液是碱性的，清洗时要用食醋、3％硼酸或1％醋酸等冲洗，才能中和毒液。

他恍然大悟，问我接下来该怎么办？我告诉他，只要伤口处理得当，一般的小蜇伤不会有太大问题，几天就能完全好了。如果想让伤口好得快些，就抹点外用的消炎药膏，或者用新鲜马齿苋挤点汁水涂在伤口上就行。中医认为，马齿苋性寒，味甘酸，能清热解毒、利水祛湿、散血消肿、除尘杀菌、消炎止痛、止血凉血。新鲜马齿苋取汁水涂擦，具有收湿止痒、清热消肿的作用。夏枯草煎煮后的汁液涂抹患处，也有同样效果。夏枯草性寒，味苦、辛，能清火明目、散结消肿。我们常喝的凉茶中大多数都有夏枯草的成分。

刚刚说完治疗方法，这个小伙子的针也打完了，我让他回家好好休息，并嘱咐他每天涂两次药。回去才3天，小伙子的手就恢复正常了，也可以去上班了。

在这里我想提醒大家的是，遇到蜜蜂、黄蜂等毒虫，一定要注意躲避，尽量不要拍打或挥赶。如果发现隐翅虫停留在皮肤上，一定不要一巴掌将它拍死，因为这会让它的强酸性毒液正好注入你的体内。这时候，一口气把它吹走才是最安全的方法。

最需要提醒的一点是，一两只毒虫的毒性很小，所以我们自己用小妙方就能搞定，而很多毒液聚集在一起时，也许会造成很严重的后果，甚至危及生命。所以如果被大量毒虫蜇伤、咬伤，千万不能盲目在家自行处理，而应第一时间到医院请专业医生诊治。

第九章

缓解下肢、足部疼痛的小妙方

- ●扭伤脚踝痛不止，试试中草药泡脚
- ●茴香籽加粗盐，止住风湿关节痛
- ●跷腿导致膝盖痛，试试自我推拿吧
- ●坐骨神经痛不停，运动疗法效果好
- ●旅行久坐腿疼痛，踮踮脚尖就行了
- ●静脉曲张腿胀痛，3个妙方随你选
- ●外翻疼痛不要急，只需弹着行走200米
- ●擦伤、割伤，厨房就有你的小药箱

扭伤脚踝痛不止，试试中草药泡脚

●症　状

因脚踝扭伤，脚踝处出现瘀血、肿胀和疼痛的症状。

●小妙方

1. 准备新鲜杞骨根茎 1000 克，用刀将其砍成小块后，放到 5000 毫升的水中熬煮。

2. 待水沸腾后，继续熬煮半小时至 1 小时，倒入木桶或者能浸泡患处的容器中，将受伤的脚踝浸泡在药液中，同时用棉布或其他东西将桶口盖住，防止药液的蒸汽外散。

3. 患者慢慢在水中活动受伤的踝关节，使药液充分浸泡患处。如此浸泡 20～30 分钟，每天熏洗 1～2 次，直至痊愈。

现在很多女孩为了追求漂亮，脚下的高跟鞋越来越高，鞋跟越来越细，走起来袅袅婷婷，十分妩媚。男孩子们也不甘示弱，纷纷在鞋里垫起了内增高，身材挺拔了，也确实达到了美丽、潇洒的效果，却给自己的健康埋下了隐患。

因为鞋跟太高而导致的重心不稳，在平常的体育运动、行走或者上下楼梯时，很可能会引起脚踝关节的扭伤，上演偶像剧里常见的"摔倒"戏码，但是生活中却没有浪漫的"英雄救美"。一旦扭伤，痛苦的只有自己。脚踝扭伤后，轻者会在脚踝处出现淤血、肿胀和疼痛，造成踝关节韧带拉伤，重者会造成踝关节韧带断裂，发生骨折，甚至影响以后的行走。一般来说，如果是自己活动时造成的扭伤，大多是软组织损伤，虽然疼痛剧烈但可以自己医治，平常懂些脚踝扭伤的急救常识必不可少。

很多人发生扭伤后的第一反应，就是贴上一块止痛膏，这种方法极不可取。因为止痛膏的活血作用会使伤处的血液循环加快，反而会加重伤处的肿胀反应，所以在扭伤后的 24 小时内禁止使用止痛膏，而应该立即采用冷敷或冰敷的办法，用毛巾蘸冷水或用冰袋敷在患处，并抬高患肢，使患处的毛细血管受冷收缩，起到消肿止痛的作用。等到 24 小时之后，再用止痛膏来活血化瘀。

但是，如果脚踝部的扭伤已经超过 24 小时，就要变冷敷为热敷，以改善患处血液和淋巴液循环，加快局部组织对患处淤血和渗出液的吸收。

除此之外，对于稍微严重的脚踝扭伤还可用"药物熏洗法"，对缓解脚踝扭伤后引起的疼痛，疗效非常显著。

具体操作：

1. 准备新鲜杞骨根茎 1000 克（杞骨又叫猫公刺、六角茶，是一种常见中草药，可以在中药店买到），用刀将其砍成小块后，放到 5000 毫升的水中加以熬煮。

2. 待水沸腾后，继续熬煮半小时至 1 小时，然后倒入木桶或者能浸泡患处的容器中，待水稍凉后，将受伤的脚踝浸泡在药液中，同时用棉布或其他东西将桶口盖住，防止药液的蒸汽外散。

3. 患者慢慢在水中活动受伤的踝关节，使药液充分浸泡患处。如此浸泡 20～30 分钟，每天熏洗 1～2 次，直至痊愈。

注意，浸泡患处时，切勿直接将脚放入热水中，要等药液的温度降至人体所能承受的标准，以免烫伤。

如果一时买不到新鲜杞骨，也可以在脚踝扭伤 48 小时之后，加热食醋来浸泡患处，每次浸泡 15 分钟，每天浸泡 2～3 次，也有修复脚踝处受损组织的作用。

但是，这种方法只适用于伤势较轻的脚踝扭伤，如果在扭伤后出现脚踝剧痛，或扭伤时有声响，受伤后脚踝处迅速肿胀，不能站立或行走时，一般是骨折的表现，应马上通知医务人员前来救治。

茴香籽加粗盐，止住风湿关节痛

●症　状

因风湿性关节炎引起的下肢关节红肿、灼热、剧痛、关节活动受限等症状。

● 小妙方

准备250克小茴香和250克大粒盐，按照1：1的比例，将它们同时放入锅中翻炒，等感觉盐比较热，并且小茴香开始变颜色的时候，将炒好的小茴香和大粒盐倒入布袋装好。最后将这个袋子敷在关节疼痛的位置，采用运动热敷的办法，凉了再换，重复数次。

风湿性关节炎是一种临床中常见的急性或慢性结缔组织炎症，属于中医学的"痹症"范畴，多发作于膝、踝、肩、肘、腕等身体大关节。疼痛发作时，患部还会出现红肿、灼热、剧痛、关节活动受限等症状，一般是固定在1~2个关节发病，但有时会出现几个关节同时发病，或者由一个关节疼痛转移到另一个关节的情况，发病时疼痛时间不长，一般会在几天之内消退。如果风湿影响到心脏，有可能引发心肌炎或者心脏瓣膜病变，还有可能危及生命。

得了风湿性关节炎，最令患者头痛的症状之一就是关节疼痛难忍。有位风湿关节炎患者宁宁，曾经这样描述自己的病情："双膝发酸发寒，尤其到夏天的时候，不能吹风，不能开空调，有时坐久了都不能立刻站起来，早晨起来的时候腿部有晨僵现象。"风湿性关节炎给患者的生活带来了很大的痛苦。这时，患者可以试试"茴香粗盐包"，它对缓解风湿关节痛非常有效。

提到小茴香，可能很多人并不陌生。茴香又称"茴香籽"，是厨房里常见的一种调味品，因它能够去除肉中的臭气，是炖鱼炖肉、卤制食品、做馅的必备之选。它除了有食用价值外，还有药用功效。中医认为，茴香味辛、性温，入肾、膀胱、胃经，很久以前就被人用来治病。《中国药典》中记载，茴香能促进骨髓细胞成熟和释放入外周血液，有明显地升高白细胞的作用，可以健胃、散寒、行气、止痛，是家庭常备的灵丹妙药。那么，怎么用它来治疗风湿关节痛呢？其实，它的做法很简单：

首先，准备 250 克小茴香和 250 克大粒盐，将它们倒在一处混合均匀。按照 1∶1 的比例，等锅热了以后，将大粒盐和小茴香同时放入锅中翻炒，火要小点，用锅铲勤翻，防止炒煳。等感觉盐比较热，并且小茴香开始变颜色的时候，就基本炒好了。

其次，准备一个布袋子，将炒好的小茴香和大粒盐倒入装好。

最后将这个袋子敷在关节疼痛的位置，采用运动热敷的办法，凉了再换，往复数次。这个布袋里的小茴香也可以多次使用，只要使用之前将布袋放在微波炉里加热一下就可以了。除了治疗风湿引起的关节疼痛外，这个"茴香粗盐包"还对腰痛、经痛、不明原因的腹痛等都有很好的镇痛效果。注意，制作"茴香粗盐包"的盐必须用大粒盐，而不能用我们平常吃的细盐，这样保温的时间更长，更有效果。

除了通过热敷的办法来缓解腿部关节疼痛外，还可以采用温水浴法：每天将患病的关节或整个肢体在温水中浸泡 20 分钟，也可有效缓解病痛。

同时，我们也要学会"治未病"，在生活中养成好的生活习惯，杜绝风湿病的发生。平常多注意防寒保暖，不要长时间待在寒冷潮湿的地方。如果居住的地方比较潮湿，可以将石灰撒在房间的墙脚处，或将报纸铺在房间地板和桌子上，以此来吸收潮气；日常的被褥要勤加晾晒，夏季运动出汗后，不能马上用冷水冲澡等，不要因贪图一时之快而受累一世。

跷腿导致膝盖痛，试试自我推拿吧

●症　状

因长期跷腿而导致的膝盖疼痛、肿胀。

●小妙方

1. 按摩法：患者平坐在床上，用双手的手掌紧贴在髌骨的上方，按照顺时针或者逆时针的方向进行圆周状按摩，力度由轻到重，按摩2~3分钟。

2. 揉搓法：患者端坐在凳子上，将两手掌心相对搓热，分别置于一边膝关节的内外侧，将膝盖呈围绕的姿态，然后两手掌在膝盖上快速揉搓10~20次，两边膝盖都要做。

3. 屈伸法：患者在床上仰卧，将两腿伸直，用两腿的膝关节同时做一屈一伸的动作，保持运动3~5分钟。

每次看到电视里的访谈节目，都可以看见女主持人优雅地在沙发上跷腿而坐，一条腿斜斜地搭在另一条腿的膝盖上，再微微地歪向一旁，看上去十分端庄美丽。而这也逐渐成了名媛淑女们的标准坐姿，被很多女孩加以模仿。殊不知，在这美丽的坐姿背后，确实隐藏着疾病和疼痛的导火索。

首先，长期跷二郎腿会使一只脚长期受另一只脚的压力，导致膝盖上腔退化磨损，出现退化性关节炎，出现膝盖痛的症状；其次，跷二郎腿会导致腰椎和脊椎异常，改变腰椎和脊椎的角度，使臀部和大腿间的关节位置一高一低，甚至使骨盆位置偏离，引发腰痛、下背痛的连锁反应；再次，跷二郎腿因为要两腿交叠，翘起的脚向内缩，可能导致该腿韧带肥厚发炎，甚至出现"O型腿"；最后，跷二郎腿可能会因为双腿夹得过紧，而导致大腿内侧及生殖器周围温度升高，破坏精子的生存环境，影响生育功能。所以，跷腿危害多多，一定要尽早改变这一习惯。

京京是北京一家公司的营销策划，也是业务骨干，经常代表公司出去拉客户，谈业务。谈客户的时候，为了保持美观避免走光，她经常要保持电视上那种优雅的跷腿坐姿。有时为了沟通细节，找到最好的合作方案，一谈就是几个小时。

因为她业绩突出，今年又获得了晋升，大家都对她表示祝贺，但是她却高兴不起来。原来她最近总是感到膝盖疼痛，上下楼梯时疼痛厉害，去医院一检查，竟然是膝关节退化，得了退行性膝关节炎。这本是老年人才会出现的疾病，竟然会在她 31 岁的时候就找上门来，让她伤心不已。因为工作而丢掉了健康，赚那么多钱又有什么用呢？一向将工作视为天下第一大事的她，第一次对自己的选择产生了怀疑。

看她沮丧的样子，我赶紧安慰她，因为她的年纪较小，又发现得比较及时，还没有造成非常严重的后果，只要平常做做自我推拿按摩，不吃药就可治好膝盖痛。

具体做法：

1. 按摩法：患者平坐在床上，用双手的手掌紧贴在髌骨的上方，也就是我们常说的膝盖骨的上方，按照顺时针或者逆时针的方向进行圆周状按摩，力度由轻到重，按摩

2～3 分钟。

2. 揉搓法：患者端坐在凳子上，将两手掌心相对搓热，分别置于一边膝关节的内外侧，将膝盖呈围绕的姿态，然后两手掌在膝盖上快速揉搓 10～20 次，两边膝盖都要做。

3. 屈伸法：患者仰卧在床上，将两腿伸直，用两腿的膝关节同时做一屈一伸的动作，保持运动 3～5 分钟。

只要每天抽出几次空闲时间，对膝盖做做自我推拿按摩操，可以有效预防和缓解因姿势不当或膝关节退化导致的膝盖疼痛。另外，我还告诉京京，即使症状减轻了，也要改变平常跷二郎腿的习惯，如果一时不能改变，也要注意左右腿交替搭，连续跷腿的时间不能超过 30 分钟；如果跷腿时膝盖疼痛，可以在膝盖下垫一块软垫或者一小块毛巾，以减轻疼痛的症状。如果疼痛持续不减，或者走路时出现轻微的"长短腿"现象，应赶快到医院就诊，以免耽误病情。

两个月后，经过一段时间的休息和推拿治疗，京京双膝的肿胀疼痛消失，疼痛也得到了彻底的缓解。经此一事，她也重新定位了自己生活的意义，放慢了生活的节奏，学会用健康的生活方式保护自己的人生。

坐骨神经痛不停，运动疗法效果好

●症　状

患者腰部、臀部疼痛，并向股后、小腿后外侧、足外侧放射，弯腰、咳嗽或者活动下肢时疼痛加剧，出现钝痛、刺痛或烧灼感，疼痛具有持续性和阵发性的特点，常在夜间加剧，休息可减轻。

●小妙方

1. 患者取仰卧位，将双腿交替屈伸，再轮流伸直双腿。然后向上交替抬腿。

2. 患者采取正坐的姿势，坐在床边或椅边，将双腿伸直，使足跟着地，足尖翘起。然后将双手平放在大腿上，慢慢向前弯腰，同时双手向足尖推去，幅度以身体能做到的最大限度为宜。

3. 患者保持站立的姿势，双手叉腰，将左右腿轮流向前抬起，然后将两腿尽量分开站立，弯曲左右膝关节，使身体呈弓形下蹲。

"坐骨神经痛"又称"坐骨神经炎"，是指沿坐骨神经通路及其分布的疼痛。尤其是臀部、大腿后侧、小腿后外侧和足外侧，这些坐骨神经的主要分布区疼痛明显，患者在弯腰或者活动下肢时疼痛加剧，出现钝痛、刺痛或烧灼感，疼痛具有持续性和阵发性的特点。

有的人患上坐骨神经痛后，经常不由自主地采取一些特殊的减痛姿势，如躺卧时，身体向健侧侧卧；坐位时用健侧的臀部着力；站立时身体重心向健侧偏移等，这样虽然可以在一定程度上减轻患病的疼痛，但长此以往，会造成患者脊柱向病变侧侧弯，病上加病，因此这些本能的止痛方法要尽量克制。

董师傅是一名公交车司机，平常大部分时间都是坐在驾驶室里。有一天，他感到左侧臀部有点疼痛，并伴有大腿外侧、小腿外侧及脚掌外侧疼痛麻木的症状，他以为是自己开车时间太长引起的肌肉疲劳，也没太在意。没想到，他的右侧臀部也开始出现和左侧相似的症状，并且晚上睡觉的时候，脚掌外侧也感到有灼热的痛感。后来发展到坐的时间稍微一长，臀部就疼痛难忍。这可急坏了董师傅，自己得病不要紧，偏偏是这种"不能坐"的怪病，总不能站着开公交车吧！他赶紧向单位请了假，来医院看个究竟。

一查才知道，原来董师傅是由于职业关系患上了慢性坐骨神经痛。除了进行专业的治疗外，锻炼是治疗坐骨神经痛的最好疗法，长期坚持可有效促进下背部、腹部及骨盆的血液流通，消除坐骨神经痛的症状。

具体操作：

1. 患者取仰卧位，将双腿交替屈伸，再轮流伸直双腿。然后向上交替抬腿。一般来说，健侧下肢可抬至与床成 90°角，而患侧下肢向上抬的幅度较小。

2. 患者采取正坐的姿势，坐在床边或椅边，将双腿伸直，使脚跟着地，脚尖翘起。然后将双手平放在大腿上，慢慢向前弯腰，同时双手向脚尖推去，幅度以自己身体能做到的最大限度为宜。

3. 患者保持站立的姿势，双手叉腰，将左右腿轮流向前抬起，然后将两腿尽量分开站立，弯曲左右膝关节，像体育课上做的侧压腿一样，使身体呈弓形下蹲。

由于坐骨神经痛的疼痛范围较大，无论是主动的还是被动的运动，都会给病人带来疼痛的感觉。但并不能因为疼痛就减少活动，而应该以"力所能及、适量运动"的原则进行锻炼，如慢跑、散步、做操等，如果因为怕痛而不动，那病情永远没有痊愈的可能。

另外，患有坐骨神经痛的病人还要在饮食上注意：

1. 少量饮酒对该病有益，但应根据各人的酒量不同，最多不宜超过 50 毫升，否则对该病不利。

2. 戒烟。因为烟中的有害物质会对坐骨神经造成二度伤害，加重病情。

3. 平常多吃含维生素的食物，尤其是含 B 族维生素和纤维素的，如牛奶、粗粮、胡萝卜、核桃、白果、松子等，对促进神经代谢非常有好处。

旅行久坐腿疼痛，踮踮脚尖就行了

● 症　状

旅行时长时间久坐造成的腿部肿胀、疼痛。

● 小妙方

站在过道上或者座位旁边，踮起脚尖，抬起后跟，每次动作持续几秒，抬放 10～15 次，每隔 1～2 小时活动一次。

一到年关，对于在外的游子们来说，最快乐也是最痛苦的就是回家过年了。快乐是因为终于可以一家团聚了，痛苦是因为回家可能要坐长时间汽车、火车或飞机，一路上十几个小时下来，动都不能动，实在是累得够呛。

《黄帝内经》曾说"久坐伤肉"，尤其是在狭窄的火车车厢里或者飞机的经济舱里，人一个挨一个地坐，可供人体活动的范围很小，还要长时间坐着不动，保持同一种姿势，会使周身气血运行减缓，降低全身的血流速度，造成自发性腿肚子痛、腿部肿胀、局部发热、行走痛、不能行走等症状。

如果没有及时治疗，还会造成下肢静脉闭塞，破坏静脉瓣膜，诱发肺栓塞，严重的甚至会引发生命危险。医学上，将这种因为因乘坐飞机旅行，导致双下肢静脉血液淤积形成血栓，下飞机后血栓脱落，随血流经右心室到达肺动脉，阻塞肺动脉而形成"肺栓塞"的病症叫作"静脉血栓症"，也称"经济舱综合征"。

美国前总统尼克松在 1974 年由于访问的需要，经常长时间乘飞机往返于奥地利、中东、埃及等地，结果因久坐飞机，引发左腿深度静脉血栓，差点危及生命。这种病虽然在长时间的飞机、火车旅行中最为常见，但并不是说不出门旅行就没有患病的风险。事实上，这种病症在中国还有一个名字，叫"麻将综合征"，因为在麻将桌上发作率最高，所以，不管何种原因需要长时间久坐的人都应该对此高度重视。那么，如何在旅途中防治静脉血栓症的出现呢？

首先，长途旅行时不要久坐，尽量多活动。如果人多不方便行走，可以通过每隔一两个小时"踮踮脚尖"的办法，来达到让血液流通的目的。这个小动作很简单，你可以站在过道上，或者自己的座位边，踮起脚尖，抬起后跟，每次动作持续几秒钟，抬放 10～15 次。这样可以迫使腿部肌肉收缩，把血液压向静脉，避免血栓的发生。

其次，旅行中为了打发时间，喜欢在车上睡觉，这也是不可取的。在旅行中尽量不要喝酒或长睡，可以多喝水或柠檬类饮品，一般要保证每小时饮用 500 毫升的标准，以促进血液循环。除此之外，还可以在上飞机前做一些准备措施，比如不要穿紧身的衣裤，衣服尽量保持宽松，或者穿一条专门的医用弹力袜，都是很有效的预防措施。

需要特别注意的是，一旦发现腿部出现肿胀、疼痛、小腿痛、腿上皮肤发热、变色，并且出现呼吸急促或深呼吸时疼痛等症状时，应及时到医院血管外科检查，以免出现更严重的情况。

静脉曲张腿胀痛，3 个妙方随你选

● 症　状

腿部有酸胀感，皮肤有色素沉着，颜色发暗，皮肤有脱屑。足踝水肿，肢体发冷，患肢变细、变粗糙，表层血管像蚯蚓一样曲张，明显凸出皮肤，曲张呈团状或结节状；表皮温度升高，双下肢广泛水肿患肢疼痛，运动时加剧，静止时也可能疼痛，夜间加重。

● 小妙方

1. 拍打法：坐在一个较高的座位上，将双腿分开，先用手掌沿大腿和小腿内侧循环拍打，再沿着大腿外侧和小腿外侧循环拍打，力度以自己能承受的标准为宜。每次拍打 5 分钟。如果觉得腿部症状比较严重，可以双手握拳，将拍打改为轻捶。

2. 立脚尖：原地直立，双手叉腰，向上抬脚尖，脚跟抬到最高点的时候，稍微停顿一下。

3. 按摩法：患者端坐在床上，将下肢伸直，在膝下放一个软枕头，然后将双手分别放在右腿的外踝和内踝部位，双手一内一外合抱住下肢，然后由下向上进行推拿，往返 3～5 分钟后，换成左腿，步骤一样。

下肢静脉曲张是我们生活中的一种常见病症，人群发病率为 9%，尤其是在一些从事长期站立工作或者上了年纪的老人身上。他们的腿部可有高出皮肤的弯曲的表浅静脉血管，呈团状或结节状，像蚯蚓一样蜿蜒在腿部，所以有人又称之为"蚯蚓腿"。不仅如此，一旦患上了静脉曲张，小腿的颜色还会变深，出现腿部疼痛，严重的还会出现腿部皮肤发炎、溃烂、出血、足部水肿、夜间抽筋及小腿酸胀、身体易疲劳的症状，对患者的生理和心理都产生了很大的影响。尤其是从事交通民警、教师、空姐、售货员等需要长期站立工作的人，更容易患上此病。

据一项调查显示，在中国，每过 1 小时，就有 500 名售货员因为静脉曲张而离开工作岗位，而在静脉曲张的初期，肢体没有明显的症状，既不疼也不痒，一旦发现，就已经晚了。所以对于静脉曲张来说，预防比治疗更重要。

美美今年 25 岁，是一家酒店的前台接待，年轻漂亮，看上去朝气蓬勃。但是最近她却为一件事情忧心忡忡。因为她的工作需要长时间站立，最近她发现小腿总是浮肿，用手一按就是一个坑，而且小腿上的青筋也清晰可见，像蚯蚓一样盘踞在白皙的小腿上，看上去十分难看。她知道这是静脉曲张的症状，因为她有一个小姐妹就是因为工作原因患上了静脉曲张才辞职的。她很喜欢这份工作，不想因为这个原因放弃，但是又不能任由恐怖的疾病发展下去，非常苦恼。所以发邮件来询问，看是否有方法可以简单有效地治疗静脉曲张。

我告诉她，静脉曲张主要的发病原因就是：腿部缺乏运动，长时间保持同一姿势，使下肢血液回流不畅，血液积蓄在下肢，破坏了静脉瓣膜而产生静脉压过高。所以，要想缓解静脉曲张的症状，加强腿部运动是根本的解决之道。鉴于她的静脉曲张还没有到十分严重的程度，可以通过做一些腿部运动来达到治疗和预防的作用。以下是具体的运动方法：

1. 拍打法：坐在一个较高的座位上，双腿分开，先用手掌沿大腿和小腿内侧循环拍打，再沿着大腿外侧和小腿外侧循环拍打，力度以自己能承受为宜。每次拍打 5 分钟。如果觉得腿部症状比较严重，可以双手握拳，将拍打改为轻捶。

2. 立脚尖：原地直立，双手叉腰，向上抬脚尖，脚跟抬到最高点的时候，稍微停顿一下。

3. 按摩法：患者端坐在床上，下肢伸直，在膝下放一个软枕头，然后将双手分别放在右腿的外踝和内踝部位，双手一内一外合抱住下肢，然后由下向上进行推拿，往返3～5分钟后，换成左腿，步骤一样。

除此以外，还可以每天晚上采取热水浴法，将患处用温热水浸泡20分钟，也可有效缓解静脉曲张。美美按照这套操的步骤坚持了一段时间，腿部疼痛和静脉曲张的症状就有了明显改善。其实，生活中大部分静脉曲张患者症状都不严重，只要做好日常的保健和预防，平常长期从事重体力劳动或长期站立工作的人，可以通过穿弹力袜套，使浅静脉处于被压迫状态，就可以和可怕的静脉曲张说"再见"了。

外翻疼痛不要急，只需弹着行走200米

● 症　状

大脚趾外侧脚骨凸起，大脚趾过度向外倾斜，足部出现疼痛、酸麻、穿鞋困难、行走疼痛等症状。

● 小妙方

1. 走路时禁止"外八字"，保证每一步都要脚尖在前。

2. 走路时有意识地脚趾用力，每走一步都要用大脚趾蹬一下地，就像弹簧一样"弹"着走，保持这样的姿势持续走 200 米。

人说"千里之行，始于足下"，一个人脚的健康非常重要，但这个离我们身体最远的器官同时也是最容易受到忽视的器官，常常有病了还不自知。你可以现在检查一下自己双脚，如果发现大脚趾外侧脚骨凸起，大脚趾过度向外倾斜，使前脚呈现出一个"三角形"的形状，就是足部最常见的一种畸形——"外翻畸形"，又称"大脚骨"。

一般在这种病症发作初期，除了足部外观发生改变外，患者并没有其他感觉，很容易被忽视过去，但是继续发展的话，到了三四十岁，足部就会出现疼痛、酸麻、穿鞋困难、行走疼痛，引发囊炎、鸡眼、爪形趾等连锁疾病，尤其是整个足部会变畸形，影响美观。

导致该病发生的原因主要有三个：一是遗传因素，如果一个家族中母亲患有大脚骨，子女患病的几率就会增大，而且该病传女极多，传男极少，所以女性更要对此高度重视；二是缺乏锻炼，足底肌肉、肌腱力量不平衡，加速足底韧带老化，导致趾外翻；三是长时间穿尖头鞋或高跟鞋站立行走，也是诱发"大脚骨"的重要原因之一。

前段时间，娱乐新闻里刊登了一则关于某著名影星的街拍，其中有一张关于她的足部特写，镜头下她的左脚严重畸形，大脚骨在人字拖的衬托下显得十分突兀。照片刊登以后，引发了人们对于"大脚骨"这种疾病的关注，很多女孩不禁忧虑，原来这种病会变得这么严重啊！但是又不能因此就不穿高跟鞋，应该怎么办呢？有一个小妙方可以解决大家的担忧，就是做"弹着走"的步伐练习。

具体操作：

1. 走路时禁止"外八字"，保证每一步都要脚尖在前。

2. 走路时有意识地脚趾用力，每走一步都要用大脚趾蹬一下地，就像弹簧一样"弹"着走。

这样持续走 200 米，可以有效强化脚部肌肉弹性，预防"大脚骨"病的发生。除此以外，如果有条件的话，可以经常在沙滩或松软的土地上慢跑，有意识地用足趾扒抓地上的沙子，也对防治"大脚骨"有好处，

如果现在已经发生足部轻微的畸形，大脚趾轻度外翻的情况，可以自己向足内侧扳动大脚趾，在大脚趾和第二脚趾之间用棉卷垫起，或者在晚上睡觉的时候，在大脚趾内侧缚上一块直板，矫正趾形态，防止外翻加重。

除此以外，为了更好地预防外翻的发生，还要在生活中注意以下几点：

1. 放弃尖头鞋、高跟鞋，尽量选择轻便、柔软、弹性好、前部宽松的鞋子外出，尤其是需要长时间行走或负重

时，不要穿高跟鞋，让脚趾在鞋子里有一定的活动空间。

2. 劳累了一天后，可以在晚上用热水浸泡双足，改善足部血液循环，缓解足部痉挛。

3. 如果必须穿高跟鞋，可以在车内或者办公室放一双备用的平底鞋，交替穿着，尽量减少穿高跟鞋的时间。

4. 可以给足部进行简单的按摩，在足底部、足内侧、足趾部，用手指的指腹轻柔地旋转按压，按摩3～5分钟。

最后还要提醒一点：如果平时发现足部有什么异常或者疼痛情况，应该及早就医。很多来医院诊断此病的患者都是40多岁，在病情已经很严重的情况下才就诊，这个时候治疗起来就比较麻烦了。

擦伤、割伤，厨房就有你的小药箱

● 症　状

擦伤、割伤、切伤等伤口出血，伤口疼痛。

● 小妙方1

用流水冲洗伤口，然后缠上纱布或者卫生纸，记得缠紧一些，最后把患部置于比心脏高的部位，这样血就不流了。

● 小妙方2

取喝剩下的茶叶碾碎涂抹于伤口处，或用新鲜芦荟去皮，然后贴在伤口上并包扎固定，这样可以有效止血。

●小妙方 3

用芦荟的汁液涂抹已经不流血的伤口，每天 3 次，一般 3～7 天就能使伤口愈合。

●小妙方 4

打开一个生鸡蛋，小心撕下紧贴着蛋壳的那层膜，用有蛋清的一面贴在经过清洗和止血处理的伤口上，轻轻挤出膜与皮肤之间的空气，使之紧密贴合，每天 1～2 次，伤口很快就能愈合。

●小妙方 5

取一瓣大蒜，剥开外皮后，就能看到一层透明的薄膜包裹在蒜肉上。撕下这层膜，像贴鸡蛋膜那样，用紧贴蒜肉的那面贴在经过清洗和止血处理的伤口上，同样可以促进伤口愈合。

几乎每个人都有割破手指或者碰破膝盖的经历，如果流血不多，创伤不大，一般我们就不会特别在意，找张创可贴贴上就算了。但是如果手边一时没有创可贴的话，有什么办法可以快速止血并且促进伤口快速愈合呢？

先来说说如何快速止血。当我们受伤时，第一反应肯定是想办法阻止血液流出。擦伤可能流血会比较缓慢，但如果不慎被尖锐的利器割伤或刺伤时，伤口可能流血不止，此时千万不要慌张，应保持沉着冷静。首先用流水冲洗伤口，然后缠上纱布或者卫生纸，记得缠紧一些，最后把患部置于比心脏高的部位，这样血就能慢慢止住了。

一些家庭常见的东西，对于止血有独特的功效，例如泡过的茶叶和新鲜的芦荟，也具有止血功效。具体做法是：我们拿出喝剩下的茶叶碾碎涂抹于伤口处或用新鲜芦荟去皮，然后贴在伤口上并包扎固定，血很快就不流了。喝完的茶叶和新鲜的芦荟为什么有如此好的止血效果呢？这是由于茶叶中含有较多鞣酸，对于细胞修复有较好的促进作用，泡过的茶叶会充分溶出这一物质，所以效果比较好。切记不要使用隔夜茶，因为它可能会滋生一定的细菌并产生亚硝酸盐，会污染伤口，所以建议用刚刚泡过的茶叶涂抹伤口或直接将伤口浸泡在茶杯中。芦荟的叶片中含有丰富的凝胶状液体，这种液体能够减缓血液涌出的速度，同时，液体里的芦荟素能促进伤口愈合，刺激细胞生长，缩小伤口，从而达到止血的作用。

伤口不再流血后，我们要做到的就是保护伤口不受外界污染，杀灭细菌，促进皮肤愈合。这时候，有几样小东西也能发挥大用场。

首先说到的就是我们前面提到的芦荟，其作用可不仅仅是止血那么简单，用它的汁液涂抹已经不流血的伤口，每天 3 次，一般 3～7 天伤口就能愈合，而且完全不会留下瘢痕，这主要得益于它出色的细胞修复功能。

鸡蛋膜也是治疗小伤口的好东西。刚刚打出鸡蛋的壳不要扔了，小心撕下紧贴着蛋壳的那层膜，用有蛋清的一面贴在经过清洗和止血处理的伤口上，轻轻挤出膜与皮肤之间的空气，使其紧密贴合。鸡蛋膜是接近生理状态的生物半透膜，有像创可贴一样的保护与透气作用。另外，新鲜的蛋清中含有溶菌酶，能起到杀菌作用，其营养成分也可以促进伤口组织的生长和愈合。鸡蛋膜每天换1～2次，让它留在伤口处，几天后伤口就完全愈合了。需要注意的是，一定要用新鲜的鸡蛋膜，已经放干的就没有用了。

此外，大蒜膜也有类似的神奇功效。取一瓣大蒜，剥开外皮后，就能看到一层透明的薄膜包裹在蒜肉上。撕下这层膜，像贴鸡蛋膜那样，用紧贴蒜肉的那面贴在经过清洗和止血处理的伤口上。大蒜膜中所含的大蒜素成分能杀菌消毒，薄膜也能像鸡蛋膜一样起到保护伤口的作用。

有了这些小妙方，也许我们就不需要去医院治疗，也不用去买昂贵的药物了。伤口止血后就可以把包扎物去掉，让伤口暴露在空气中，这样反而恢复得更快。如果伤口比较大，那么还是要做一些包扎处理并每天更换纱布，以免伤口感染化脓。如果伤口很深，有可能伤到神经或者骨头的时候，则需要马上进行简单的冲洗与包扎，第一时间赶到医院，请专业医生来诊治。

　　说了这么多，你都记住了吗？其实家庭中的一些常用小物件都能在紧急的时候帮到你。平时在工作生活中，我们还是要注意保护自己，尽量不要受伤。万一遇到点小伤小痛，就用我教给大家的方法试一试吧！